KB268488

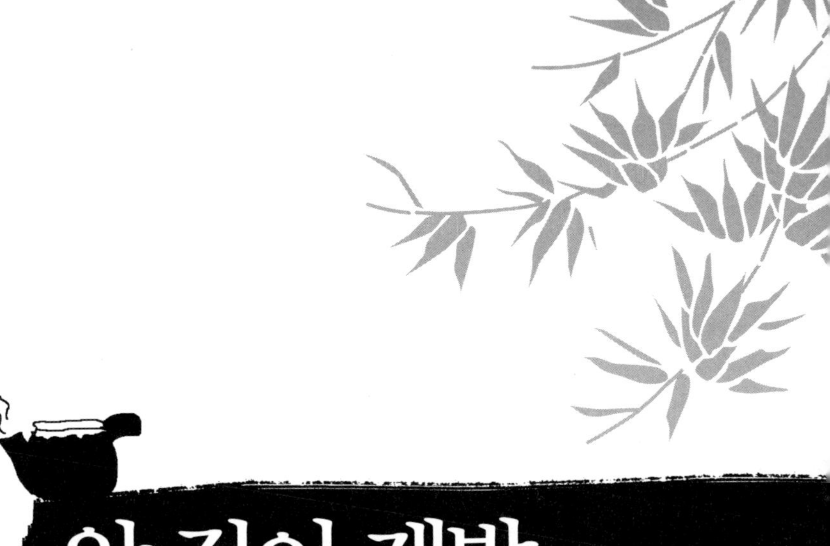

암 전이 재발을 막아주는 한방 신치료 전략

조종관 · 유화승 지음

가림출판사

책머리에

1991년 대전대학교 동서암센터가 개설된 이후 현재까지 수많은 암 환자를 진료하면서 가장 안타까울 때는 초기에 수술이 잘되었더라도 수개월 혹은 수년 후 다른 곳에 종양이 전이되어 더 이상 손을 쓸 수 없는 경우이다. 초기라고 진단받고 안심하고 치료한 후에 전이가 일어나서 낙망하는 것은 의사도 그렇지만 암 환자는 더 말할 나위도 없다.

결국 암 치료 시 가장 중요한 것은 어떻게 전이와 재발을 막음으로써 암에서 해방할 수 있는가 하는 점이다.

각종 최신 진단 장비의 도움으로 일부 암은 다행히 초기에 발견해서 수술로 완치가 가능하지만 아직도 대부분 암은 발견되면 이미 전이가 이루어졌다고 보고 치료에 임해야 한다. 그러나 서양 의학에 의존한 치료는 일단 눈에 보이는 암을 제거하는 데 대부분 치료 방향이 맞추어져 있기 때문에 그동안 암이 성장할 수밖에 없었던 환경 즉 몸의 자연방어기전 부분을 등한시하는 경향이 있다.

전이를 막는 가장 중요한 방법은 암이 성장할 수밖에 없었던 몸의 자연방어환경을 강화하는 데서 출발한다. 한방 암 치료, 특히 한방을 이용한 전이를 막는 치료법은 각종 서양 의학 치료 후에도 남아 있을 수 있는 미세 전이암 세포의 성장을 막는 부분에 초점이 맞추어져 있다.

어렵게 서양 의학으로 수술을 하거나 방사선 치료 혹은 항암 치료를 마치고 난 후 단순히 정기적으로 검사만 받다가 어느 날 갑자기 암이 전이 또는 재발되었다는 말을 들으면 환자 당사자는 물론 보호자들도 황당해 하고 때로는 치료를 자포자기하는 경우도 많이 보게 된다.

본원 동서암센터에서는 무엇보다도 전이를 효과적으로 막는 것이 진정한 암 치료의 방향임을 직시하고 그 대안으로 서양 의학 치료를 시작하는 동시에 한방 치료를 병용하라고 권고한다.

구체적인 내용은 본론에서 자세히 설명하겠지만 분명한 것은 한방 치료는 서양 의학 치료가 놓치고 있는 부분을 보완하여 전이를 억제할 수 있는 가장 확실한 방법이라는 사실이다. 초기부터 서양 의학에 한방 치료를 병용하여 전이를 효과적으로 억제해나감으로써 두세 번의 어려운 치료 과정을 다시 밟지 않기를 바란다.

끝으로 이 책이 출간되도록 노력해주신 가림출판사 직원분들께 감사의 마음을 표하는 바이다.

2009년 4월

저자 일동

4장 전이 재발 억제를 위한 항혈관 면역 복합요법

1장

암 치료의 최종 목표는
전이 재발을 막는 것이다

# 암 환자의 주요 사망 원인은 전이와 재발이다

암 치료 시 가장 문제가 되는 것은 무엇보다도 전이와 재발 때문이다. 암으로 진단받으면 결국에는 전이와 재발로 사망하게 된다.

최근 한 연구에서는 말기암 환자 368명의 사망 원인을 분석해 본 결과 전이에 의한 것이 97.28%라고 하였다. 그 중 폐 전이가 23.37%로 가장 많았고 뇌, 간, 골 전이 순이었으며, 2개 장기 이상 전이된 비율도 20.38%나 되었다. 여러 장기에 동시 다발적으로 전이하면 사망률이 더 증가하는 것으로 보고되었다.

전이란 수술, 방사선 치료, 항암 치료 등 각종 치료를 다 받고 양호한 상태로 지내다가도 얼마 후 암이 처음 발생한 부위에서

수술, 방사선 치료, 항암 치료 등 각종 치료를 다 받고
양호한 상태로 지내다가도 얼마 후 암이 처음 발생한 부위에서
여러 경로를 거쳐 먼 곳에까지 옮겨가 새로운 암을 만드는 것을 말한다.

여러 경로를 거쳐 먼 곳에까지 옮겨가 새로운 암을 만드는 것을 말한다.

임상적으로 보면 전이율이 비교적 높고 전이 범위가 넓은 암은 폐암, 위암, 유방암이고, 전이율이 낮은 암은 자궁경부암, 방광암, 인후암, 고환암이다. 전이암으로 생기는 합병증은 전이암의 부위와 전이 범위가 다르므로 다양할 수밖에 없다.

각 전이암의 사망 원인은 다음과 같다. 폐 전이암은 폐의 감염과 흉수가 야기하는 호흡 곤란이다. 간 전이암은 간 기능 저하, 복수, 영양 불량과 폐 감염인데, 전이암으로 생기는 간성혼수가 원인인 경우도 있다. 복막 후 림프절 전이암은 수뇨관 폐색으로 초래되는 수신증, 신부전, 요독증이고, 심낭 전이암은 심부전과 심막에 물이 차는 증상이 원인이다.

재발이란 수술, 항암 치료 혹은 방사선 치료 후 완전히 치료되었다고 판정을 받은 후 얼마 지나지 않아 다시 그 주위에 암이 새로 생기는 것을 말한다. 대부분 암이 재발한 경우는 수술이 깨끗하게 되지 못하여 잔여 암이 남아 있거나, 방사선을 쬐인 부위나 항암 치료 후 숨어 있던 암 세포가 성장 조건이 적합해져 다

시 그 부위에서 암이 성장한 것이다.

치료 후의 암 재발은 위암, 대장암, 직장암, 식도암, 폐암 수술 뒤 봉합 부위 혹은 남은 부분에 대부분 발생하는데, 이것은 수술 시 암 세포가 주변 장기나 조직으로 옮겨지거나 혹은 암 세포가 점막 아래 림프절로 이동한 결과이다. 결론적으로 국소에 재발하는 것은 수술 후 혹은 항암 치료나 방사선 치료 후에 남은 암 세포가 원인인 것이다.

전이와 재발은 아직까지 명확한 원인이 밝혀지지 않고 있지만 모두 일련의 복잡한 과정과 병의 국소 혹은 전신적 상태와 밀접하다는 것은 두말할 필요가 없다.

따라서 수술이나 항암 치료 혹은 방사선 치료 이후 완치로 보이는 정도의 치료가 됐다고 해도 재발과 전이를 최대한 방지하기 위해서는 지금까지 알려져 있는 모든 암의 생물학적 특성을 파악하여 암에는 불리하고 정상 세포에는 유리한 신체 환경을 만들어나가는 데 적어도 3~5년간은 최선의 노력을 해야 한다.

암 치료의 최종 목표는 전이 억제여야 한다

우리나라 사망 원인별 질병 분류를 살펴보면 암으로 인한 사망률은 1995년에 비해 10년이 지난 2005년도에는 21% 증가했다. 서양 의학이 빠르게 발전하고 있는데도 왜 이렇게 암이 유발하는 사망률은 줄지 않고 오히려 늘어만 가는 것일까?

결론부터 말하자면 암 전이를 막지 못하기 때문이다. 지금까지 암에 대한 서양 의학적인 치료는 CT 등 각종 검사에서 보이는 암 덩어리에 대한 축소에만 초점이 맞추어져 있을 뿐 보이지 않는 암 세포에 대해서는 속수무책이기 때문이다.

그 근본적인 이유는 암을 바라보는 시각 차이에서 비롯된다. 서양 의학에서 치료 대상은 암 그 자체이다. 암이 발생한 몸에 대해서는 그야말로 관심 밖에 있다고 해도 지나친 말이 아니다. 즉 암 자체만이 치료 대상이기 때문에 암 덩어리를 최대한 수술로 잘라내고 혹시 남아 있을 수도 있는 암 세포는 근본적으로 죽이고자 항암 약물 치료나 방사선 치료를 한다. 그러나 초기로 진단받아 수술을 성공적으로 마치고 항암 치료나 방사선 치료를 할 필요도 없다고 판단 받은 환자들조차도 갑자기 암이 전신에 퍼져 있어 더 이상 손을 쓸 수 없는 지경까지 간 경우를 정기적인 검사에서 종종 접할 때마다 과연 암의 근본적인 치료가 서양 의학에서 목표로 하고 있는 종양 그 자체의 축소만 가지고 만족할 수 있는가에 대한 의문을 가지지 않을 수 없다.

암 치료 대상은 절대로 암 그 자체에만 머물러서는 안 된다. 그 이유는 암이 생기는 과정을 보면 간단명료하게 알 수 있다. 하나의 암 세포는 짧게는 수 년, 길게는 수십 년에 걸쳐 생기는데 이때 암 세포가 자리 잡을 수 있게도 하고 그렇지 못하게 할 수도 있는 환경 즉 몸의 방어 기능인 면역 기능이 중요한 역할을 한다.

그런데 서양 의학적인 치료는 보이는 종양의 제거에만 초점을 맞출 뿐 제2, 제3의 새로운 암이 탄생되는 데 모종판 역할을 하는 몸의 방어 기능인 면역 기능에는 관심을 기울이지 않는다. 뿐만 아니라, 각종 서양 의학 치료법들은 대부분 면역 기능을 떨어뜨리는 작용을 하므로 단기적으로는 암이 치료되는 것 같지만, 장기적으로는 결국 새로운 암의 발생 즉 전이나 재발이 일어날 수 있는 환경을 조성한다.

암을 3가지로 분류해보면 다음과 같다.

이 중 서양 의학의 관심과 치료 대상은 첫 번째와 두 번째에 집중되어 있다. 세 번째인 숨어 있는 전이 잠재능이 있는 암에 관해서는 속수무책이다. 그런데 진정으로 암으로 발생하는 사망률을 낮추기 위해서는 세 번째, 즉 전이 재발 가능성이 있는 잠자는 암 세포 즉 보이지 않는 암 세포에 대한 관리가 필요하다.

그래서 한방에서는 암 치료 역시 '불치이병 치미병(不治已病, 治未病 : 이미 병든 것을 다스리지 않고, 아직 병들지 않은 것을 다스린다)', '정기존내 사불가간(正氣存內 邪不可干 : 인체의 정기가 충실하면 나쁜 병적인 요소로부터 질병을 예방할 수 있다)' 이라는 암 유발에 가장 큰 영향을 미치는 몸의 면역 기능을 강화하는 예방의학적 질병관에 따라 보이지 않는 암 세포에 대해 관리하는 특징을 갖는다.

암 치료의 근본 목표는 보이는 암 치료도 중요하지만 궁극적으로는 전이 재발을 막는 것이다. 이 책에서는 그동안의 경험과 한방 이론에 따라 전이 재발을 막는 방법 그리고 전이암에 대한 치료 방법을 모색해보고자 한다.

03 암의 축소가 반드시 수명 연장을 의미하지는 않는다

항암제 치료의 최종적인 목적은 암의 축소에 있다. 대부분 항암제라고 하면 암 치료제로 알고 있다. 그러나 암의 축소가 생존 기간 연장과는 크게 상관이 없다고 하면 어떨까. 아마 놀라겠지만 실제로 종양의 축소가 생존 기간 연장과 반드시 직결되지는 않는다. 그리고 그것은 대부분 의사들도 공감하는 사실이다.

독일의 한 종양학자가 수술이 불가능한 위암과 위암이 재발한 환자를 대상으로 다양한 조합의 항암 치료를 시행한 후 종양의 축소로 본 유효율과 중앙생존값을 관찰하였다. 그 결과 유효율이 높은 치료를 받은 환자군과 낮은 치료를 받은 환자군 중 전자는 9개월, 후자는 12.4개월로 오히려 후자가 생존 기간이 더 길었다. 이를 전체적으로 평가해보면 유효율이 높다고 해서 반드시 생존 기간도 길어진다고는 말할 수 없는 상황이었다.

이것을 확인하기 위해서 전 세계에서 신뢰할 수 있는 위암에 대한 항암 치료 성적을 모아 유효율과 생존 기간과의 관계를 통계학적으로 검토한 결과, 마찬가지로 유효율과 생존 기간 사이에는 유의한 관계가 없다는 결론이 나왔다.

이와 유사한 연구로 미국의 암 전문가 미클르스키 팀이 비소세포성 폐암에 대하여 신뢰할 수 있는 여러 가지 치료를 시행한 후 생존 기간을 관찰한 결과 역시 거의 비슷했다.

즉 암이 비록 축소될지라도 생존 기간이 반드시 연장되지는 않는다는 것이다. 이것은 매우 중요한 문제로 향후 항암 치료의 치료 전략을 새롭게 선환게 하는 중요한 단서가 된다.

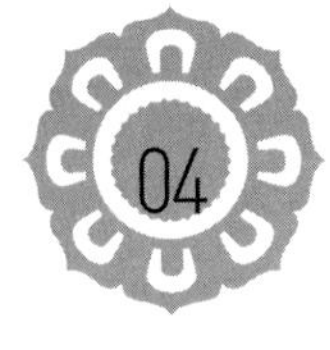# 불사조인 암 세포

　사람의 생명이 유한한 것은 모든 정상 세포가 50~100회 정도 분열을 마치면 더 이상 분열을 할 수 없기 때문이다.

　그런데 암 세포는 불로불사의 세포로 알려져 있다. 암 세포는 노화되지 않는다는 각종 논문이 발표되고 있으며, 실제적으로 그 이론은 어느 정도 설득력이 있다. 암 세포가 분열을 멈추지 않는다는 말은 암 세포는 노화되어 활동력이 중지되지 않는다는 의미를 담고 있다.

　모든 생명이 유한하지만 암 세포는 죽지 않는다는 이론의 근거로 대부분 정상 세포에는 없는 효소인 '텔로메라제'라는 효소를 제시한다. "텔로메라제라는 효소가 암 세포를 늙어 죽지 않게 한다"고 캐나다의 생물학자인 할리 박사 팀이 1994년 미국 『국립 과학 아카데미』 회보에 발표한 바 있다.

이 이론을 바탕으로 한다면 몸속에 암 세포가 존재하는 한 언제든지 분열을 가속화할 수 있다는 의미가 되며, 현대 의학으로 100% 암 세포를 제거하지 못하는 한 암 치료는 사실상 불가능하다는 말로도 해석이 가능하다. 실제로 병원에서 치료를 받은 후 일정 기간이 지나면 전이와 재발의 과정을 반복하는 환자를 쉽게 접할 수 있는 것만 보아도 이 이론은 쉽게 납득이 간다.

이로 보건대 무차별적으로 암 세포를 공격한다고 해도 결국은 공격의 강도에 비해서 그 효과는 아주 미미할 것이라고 추측도 할 수 있다. 오히려 공격하면 할수록 암 세포의 방어 능력은 더 강화되며 역공격의 파괴력이 점점 증가되어 갈 수 있다.

 ## 암 치료의 현주소

　사람들이 가장 두려워하는 질환인 암은 국내 사망 원인 1위로 해마다 사망률을 증가시키고 있다. 국내의 경우 2007년 통계청이 발표한 한국인 사망 원인에 따르면 1위가 암이며, 암으로 사망한 사람은 한국인 전체 사망자의 27%를 차지하고 있다. 이는 사망원인 2위인 뇌혈관 질환(12.3%)에 비해 두 배가 넘는 수치이다. 인구 10만 명당 1996년 110.1명이었던 암 사망자가 10년 만에 247명으로 증가하여 다른 어떤 질병에 의한 사망률보다 증가폭이 컸다.

주요 사망 원인	세부 분류	사망자 수	비율(%)
2006년 사망자 전체		243,934	100.0
악성신생물(암)	전체	65,909	27.0
	위암	10,779	4.4
	간암	10,972	4.5
	폐암	14,097	5.8
순환기 계통 질환	전체	56,388	23.1
	심장 질환	20,282	8.3
	뇌혈관 질환	30,036	12.3
호흡기 계통 질환	전체	14,310	5.9
	만성상기도 질환	7,070	2.9
내분비 영양 및 대사 질환	전체	12,265	5.0
	당뇨병	11,600	4.8
소화기 계통 질환	전체	10.733	4.4
	간 질환	7,624	3.1

암 환자의 직접 사망 원인은 상당수가 전이 때문이다. 암 환자는 보통 서양 의학 치료를 받는데, 문제는 서양 의학에서는 암 치료 시 종양 축소만을 목표로 하기 때문에 치료에 한계점이 있

다는 것이다. 종양 축소가 암 치료를 의미하는 것이 아니므로 그것이 최종 목표가 되어서는 안 된다.

1998년부터 2002년까지 암에 걸린 환자 40여만 명을 추적 조사한 결과 5년 후 생존율이 46.3%로 조사됐다고 한다. 통상적인 암 치료 시 5년 안에 전이나 다른 암이 발견되지 않으면 완치된 것으로 간주한다. 그 중 갑상선암이 가장 높아 완치율이 95%에 달하고 유방암과 자궁경부암에 걸린 사람도 10명 중 8명은 5년 이상 사는 것으로 나타났다. 하지만 주위에서 흔히 보는 간암, 폐암, 췌장암 등은 완치율이 15%에도 미치지 못하는 것으로 나타났다. 특히 65세 이후 연령에서는 오히려 전에 비하여 암으로 인한 사망률이 늘어가는 것으로 보고되고 있다.

서양의학 치료 후의 암 전이와 재발 원인

앞에서도 보았듯이 2007년 통계청 보고에 따르면 인구 10만 명당 1996년 110.1명이었던 암 사망자가 10년 만에 247명으로 증가하여 다른 어떤 질병에 의한 사망률보다 증가폭이 컸음을 알 수 있다. 현대의학의 한계점은 과연 무엇일까?

수술은 매우 국소적인 치료법이다

외과 수술은 국소 치료에 해당하기 때문에 조기암의 경우 근본 치료를 목적으로 할 때는 활용할 수 있다. 그러나 중기나 말기암이거나 전이암일 때는 선택의 범위가 매우 좁아지는 단점이 있다.

암은 일종의 전신성 질환이다. 다만 임상적으로는 국소적인 증상이 나타날 뿐이다. 암 환자에게 일단 증상이 나타나면 3/4은 이미 수술 시기가 지난 경우가 많다. 수술은 단지 육안으로 보이는 암 덩어리만을 제거할 수 있을 뿐이므로, 육안으로 볼 수 없는 미세암이나 임상적으로 증상이 나타나지 않는 소위 전임상군에 속하는 암 세포에 대해서는 속수무책이다.

뿐만 아니라 암이 이미 주요 장기나 혈관 내로 침입했을 때에도 수술을 할 수 없다. 일반적으로 진행성 암 환자가 수술을 한 후에는 더욱 체질이 약해지고 면역 기능이 떨어지기 때문에 남아 있던 잔여 암 세포들이 다시 증식하여 전이하는 비율이 조기 암에 비해 훨씬 높은 것으로 알려져 있다.

방사선 치료의 민감성에도 한계가 있다

방사선 치료는 방사선으로 암 세포를 제거하는 치료법이다. 방사선 치료 역시 국소 치료에 해당하므로 국소적으로는 암 세포를 살상 혹은 억제할 수 있지만, 이미 전이된 암 세포에 대해서는 효과를 보기 어려우며 암의 종류별로 효과가 일정하지 않다. 특히 흔히 볼 수 있는 대부분 암에 대해서는 민감성도 좋지 않을 뿐만 아니라 독성 부작용이 심하다. 그 부작용은 종종 전이를 촉진하는 유발 요소가 되기도 한다.

항암제는 특정 암 세포에 선택적으로 작용하는 약물이 아니다

항암 치료는 암 치료 과정 중 일정 역할을 한다. 최근 임상 응용도 여러 분야에서 많은 발전이 있었다. 그러나 가장 치명적인 단점은 '적군과 아군을 구분하지 못한다' 는 것이다.

암 세포를 죽이기 위해 사용하는 항암 화학 약물은 암 세포만 골라 죽이는 것이 아니라 정상 세포도 무차별적으로 파괴하므로 백혈구 감소, 혈소판 감소, 빈혈 등을 불러일으킨다. 이러한 일련의 독성 부작용은 환자의 면역 기능 저하를 가져와 결국에는 전이를 불러오는 결과를 초래한다.

종합해보면 방사선 치료와 항암 치료는 무차별적으로 심하게 인체 내 면역 기능을 파괴한다. 심할 경우에는 감염증이나 체내 기능의 쇠약으로 사망하기도 하며, 심지어는 방사선이나 항암 치료를 하는 도중에도 전이하는 경우를 종종 볼 수 있다.

서양 의학 치료법은 몸의 면역력을 저하시키거나 암 세포의 악성도를 증대시켜 암 세포의 성질을 악화시킴으로써 전이 가능성을 더 높일 수 있나. 항암제의 치료가 유의한 정도를 일본의 종양학자인 곤도 씨의 주장대로 암 종류별로 구분해보면 다음과 같다.

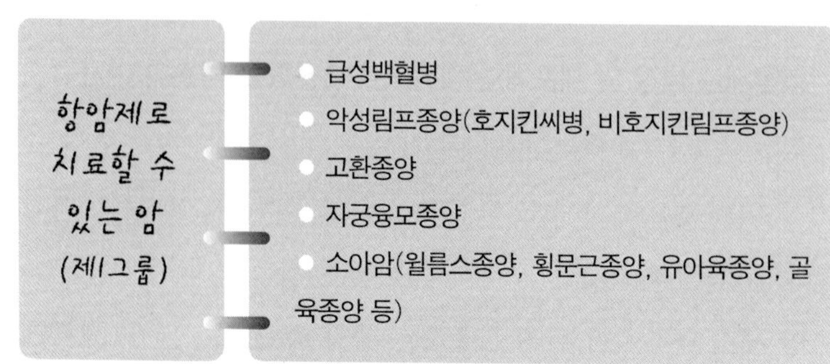

항암제로
치료할 수
있는 암
(제1그룹)
급성백혈병
악성림프종양(호지킨씨병, 비호지킨림프종양)
고환종양
자궁융모종양
소아암(윌름스종양, 횡문근종양, 유아육종양, 골육종양 등)

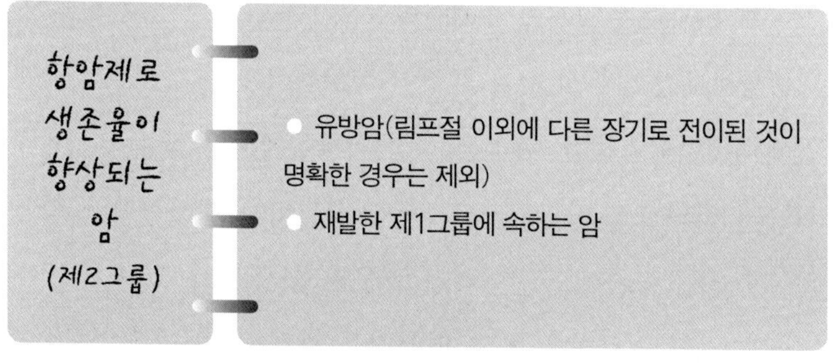

항암제로
생존율이
향상되는
암
(제2그룹)
유방암(림프절 이외에 다른 장기로 전이된 것이 명확한 경우는 제외)
재발한 제1그룹에 속하는 암

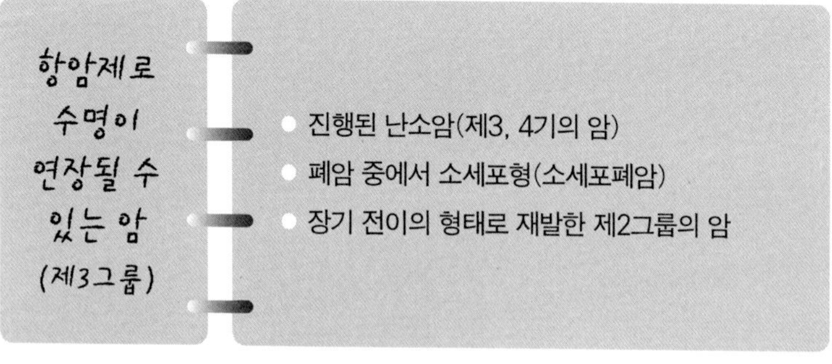

항암제로
수명이
연장될 수
있는 암
(제3그룹)
진행된 난소암(제3, 4기의 암)
폐암 중에서 소세포형(소세포폐암)
장기 전이의 형태로 재발한 제2그룹의 암

항암제로 응어리가 축소되더라도 항암제로는 치유되지 않는 암으로 제1~3그룹의 암을 제외한 모든 암이 여기에 속한다.

- 뇌종양 : 수술, 방사선
- 두경부암 : 방사선, 수술
- 갑상선암 : 수술, 드물게는 방사선
- 비소세포폐암 : 수술, 방사선(수술하는 것이 나은 경우는 극히 일부)
- 식도암 : 방사선, 수술
- 위암 : 수술
- 간암 : 알코올 주입, 혈관을 막는 치료, 방사선
- 담낭암 : 수술, 방사선(수술하는 것이 나은 경우는 극히 일부)
- 담관암 : 수술하는 것이 나은 경우는 극히 일부
- 췌장암 : 수술하는 것이 나은 경우는 극히 일부
- 결장암 : 수술
- 직장암 : 수술, 방사선
- 요관암 : 수술
- 방광암 : 방광 내 주입, 방사선, 수술
- 전립선암 : 방사선, 수술(수술은 그다지 권유하지 않음)
- 자궁경부암 : 방사선, 수술
- 자궁체암 : 수술, 방사선
- 난소암(1, 2기) : 수술
- 피부암 : 수술, 방사선
- 멜라노마(흑색종) : 수술
- 각종 육종 : 수술, 방사선
- 재발한 제3그룹의 암

암 전체의 80% 이상이 항암제로는 치유되지 않는 암(제4그룹)에 속한다. 그러므로 항암제의 문제점은 주로 이 제4그룹에 집중되어 있다.

암 종괴가 일시적으로 축소되는 것이 치료는 아니며 암 세포의 특성상 하나의 암 덩어리가 축소되면 작았던 다른 암 세포의 세력이 갑자기 커지는 성질이 있어 오히려 해가 되는 경우가 많다.

결론적으로 수술, 항암제, 방사선 치료만으로도 암의 전이와 재발을 막는다는 보장은 없다.

전이 억제 실패는 보이는 암에만 집중하기 때문이다

암 발전과 전이 과정에서 우리는 '2점 1선 이론'을 생각해보아야 한다. 여기서 2점이란 CT 등 각종 영상적으로 발견된 원발암과 전이암을 말하며, 1선이란 전이 과정 중의 암 혹은 검사상 나타나지 않는 미세 전이암을 말한다. 서양 의학은 2점, 즉 나타난 암에 대한 치료에 집중한 결과 전이를 효과적으로 억제하지 못하고 있는 것이 현실이다. 따라서 치명적인 결과를 초래하는 암의 전이를 억제하기 위해서는 1선, 즉 전이 과정 중에 있는 미세암 세포인 보이지 않는 암 세포에 초점을 맞추어 치료에 임해야 한다.

다음 그림을 보면 알 수 있듯이 원발암 치료 후 CT 등 각종 검사에 나타나는 전이암이 발견되기까지는 짧게는 6개월 길게는 5

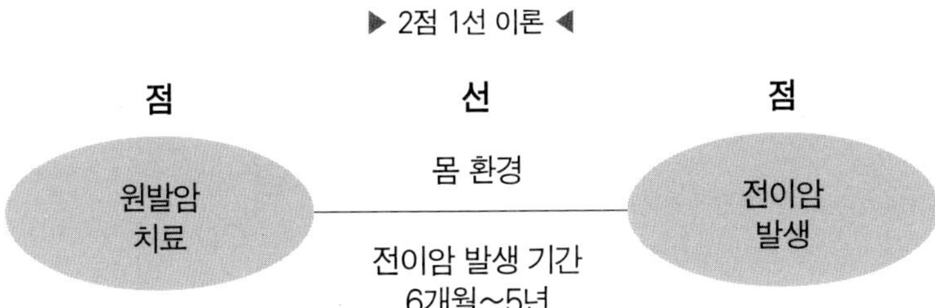

년의 기간이 필요하다.

원발암 세포는 초기에 치료가 잘되어서 각종 검사에서 정상 판정을 받았다고 해도 그것은 검사상으로만 암 세포가 보이지 않을 뿐이지 완전히 사라진 것은 아니다. 결국 잠자고 있던 암 세포는 은밀히 자기가 처해 있는 몸의 환경과 싸우면서 그 세력을 확장해서 결국 전이암으로 발견될 정도로 자란다.

수술, 항암 치료 그리고 방사선 치료가 위주인 서양 의학에 의지하면 눈에 보이는 암 자체는 제거할 수 있을지 몰라도, 하나의 암 세포가 암 덩어리로 발견되도록 자라기까지 '신체 환경'은 여전히 남겨두는 셈이다. 뿐만 아니라 수술이나 방사선 혹은 항암 치료로 암이 자랄 수 있는 신체 환경은 오히려 더 나빠지는 경우가 일반적이다.

따라서 전이를 억제하기 위한 가장 근본적이고 이상적인 암 치료 방법은 암 뿐만 아니라 치료 후 잠복해 있을 수 있는 암 세포를 가지고 있는 몸, 즉 암으로 영향을 받고 있는 신체도 함께 치료하는 것이다.

새로운 접근법이 필요하다

통상적 암 치료는 수술, 방사선 · 항암 치료를 통해 암 세포를 죽이는 것으로 이는 세균을 박멸하는 항생제 치료 양식에 기본을 둔다. 하지만 이러한 치료법은 많은 부작용을 초래한다.

항생제는 세균만을 죽이는 선택적 작용을 하지만 항암 약물은 무선택성이다. 즉 암세포를 죽이면서 정상 세포(면역 · 골수 · 간 · 신장 기능)도 죽인다. 또한 항생제는 사용 전에 민감성 테스트를 하지만 항암제는 이러한 부작용을 줄이려는 최소한의 노력도 기울이지 않는 경우가 많다.

통상적인 암 치료의 방법은 전신 부작용을 초래하고 정상 세포에 악영향을 미치고 내성을 초래하는 단점이 있다. 통상적인 암 치료에서는 특히 2가지가 중요한 개념인데, 수술, 항암, 방사선으로 암 세포를 죽이는 것과, 환자가 자신의 면역 기능을 잘 유지시켜주는 것이다. 암으로 인한 사망의 원인은 85~95%가 암 세포의 전이이므로 전이 과정과 단계별 억제법이 필요하다. 전이는 악성 종양만의 특징적인 행위이며 양성 종양은 전이라는 개념이 존재하지 않는다.

암 치료의 3대 목표

암 치료의 3대 목표는 종양 소멸 · 생체 보호 · 건강 회복으로 이들 모두 다 중요한 사항이다. 그러므로 한 가지에만 치중한 나머지 최종적인 수명 연장에 실패해서는 안 된다. 지금까지는 암 치료 시 근치 수술에만 집중해왔다. 그러나 최근에는 치료 후 재발과 전이가 핵심 문제로 떠올랐는데, 이는 침윤 전이가 암 세포의 생물학적 특성이기 때문이다. 전이암은 암의 국소적 표현으로 보이지만 실상은 전신의 문제이다.

인체에는 항암성 면역 기구가 있으므로 그것을 보호하는 길이 바로 전이 억제로 이어진다. 암의 발생, 빌진, 전이의 과정은 모두 면역 기능과 관계가 있다. 암 세포는 각종 방식으로 면역 기능을 억제하는 데 여기에 설상가상으로 항암제가 면역 억제를 더 촉진한다. 따라서 항암 치료 시에는 반드시 면역 기능 보호가 기본이 되어야 한다.

암만 보지 말고 몸도 함께 봐야 한다

암을 치료할 때는 몸도 함께 치료해야 한다. 구체적인 방법은 다음과 같다.

첫째, 국소 치료와 아울러 전체 치료도 고려한다. 예를 들면 수술과 방사선 치료로 국소 치료를 하고 항암 약물과 한약을 병용함으로써 암의 재발과 전이를 막고 인체의 면역 기능을 높여준다.

둘째, 암 치료와 더불어 암의 숙주인 인체도 고려한다. 암의 억제와 소실뿐만 아니라 인체 기능의 회복에도 주의를 기울여야 한다. 암의 억제와 소실은 숙주인 인체 기능이 회복되어야만 가능하며, 인체 면역 기능이 활성화되어야만 잔여 암 세포의 소실도 이루어질 수 있다.

셋째, 암 치료와 더불어 증상에도 주의를 기울인다. 암 자체에 대한 치료뿐만 아니라 증상의 경감과 소실 자체가 인체 기능의 회복에 큰 역할을 한다.

넷째, 암 치료와 더불어 부작용에 대해서도 주의를 기울인다.

전이와 재발, 한방 치료로 막는다

암 치료의 최종 목표는 전이와 재발을 막는 것

암이 사망률 1위를 유지하는 이유는 전이와 재발 때문이다. 조기암 완치 판정 이후에도 수 년 후 재발되는 예를 주위에서 흔히 볼 수 있다. 바로 암 세포의 특성이 지속적인 싱징 전이와 새로운 영토 확장이기 때문이나.

한의학에서는 몸에 유해한 기운을 '사기(邪氣)'라 하고, 그에 대한 저항력과 방어 기능을 '정기(正氣)'라 하며, 병을 이 둘 사이의 투쟁으로 생각한다. 따라서 몸의 불균형을 진단하여 '버리고 보충하는' 독특한 치료 원칙을 가지고 몸의 균형을 유지한

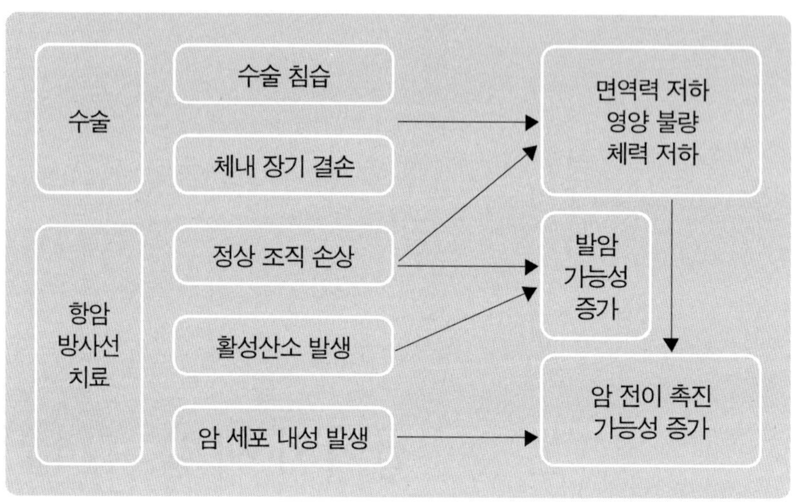

다. 암에 대해서도 환자의 체력과 면역 기능을 높이는 '부정법(扶正法)'과, 사기인 암 세포 혹은 암의 원인을 제거하는 '거사법(祛邪法)'을 동시에 이용하고 있다. 암 치료를 거사라고 한다면 서양 의학 치료가 여기에 해당한다. 암 세포를 직접 공격하는 수단은 정상 세포에도 나쁜 영향을 미치므로 예방 단계에서는 적극적인 거사법을 쓸 필요는 없고 오히려 부정법에 관심을 기울여야 한다.

암 치료는 이제 20세기의 '찾아서 파괴하는' 개념에서 21세기에는 '표적을 찾아 제어하는' 개념으로 바뀌고 있다. 인구가 고령화되어 가고 있는 추세에 따라 암 발생률도 높아지고 있는데, 특히 고령자에게는 수술, 약물 치료와 같은 공격적인 암 치료가 위험할 수 있다. 따라서 한방의 면역 조절과 같은 치료는 21세기 암 치료 개념에 가장 적합한 대안으로 떠오르고 있다.

한방 암 치료의 유용성

2001년 5월에 개최된 미국임상종양학회의 '고령자의 암 치료에 대한 연구발표'에서 "고령자의 유방암에 암의 축소와 제거를 목적으로 부작용을 감수하면서 수술과 항암요법을 행하는 것은 이미 과거의 일이다"라는 결론을 내렸다.

미국에서는 유방암의 약 50%가 65세 이상 여성에게서 발생한다고 하는데, 일반적으로 나이가 많은 고령 여성의 유방암은 젊은 사람보다도 진행이 늦고 림프절 전이가 없는 경우가 많다. 또한 미국의 31개 병원에서 조사한 70세 이상 유방암 환자로 림프절 전이가 없는 여성의 생존율은 유방암이 없는 같은 연령층인 여성의 생존율과 거의 차이가 없었다고 보고하였다.

그 외에 고령자 유방암의 수술 후 보조요법의 효과에 대한 검토 결과 80세 여성과 허약한 고령자의 경우 상당히 위험성이 높는 병소를 가신 사례와 긴깅 싱대기 매우 우수한 경우를 제외하고는 보조요법의 효과는 기대할 수 없다고 하였다.

결국 고령자의 암 치료는 암을 철저하게 제거하기보다는 암과 공존하는 대책이 필요하다는 결론이다.

고령의 암 환자에게는 공격적인 치료가 오히려 아무것도 하지 않는 것보다도 못할 수 있다. 암 환자에게 아무 치료도 하지 않는 것에 대해 환자와 가족들이 반대하겠지만, 고령자에게 작은 암조차도 철저하게 수술과 항암 치료로 제거하려는 치료법에는 문제가 있다. 따라서 그 연장선상에서 앞으로는 암만이 아닌 몸도 함께 치료하는 한방 치료법도 노인암 치료에 적극적으로 활용하여야 한다.

DNA 변이의 축적으로 점차 악성도가 증가하는 다단계 발암 기전을 생각하면, 발암 환경을 줄이고 발암 작용을 없앤 음식물을 섭취하는 것이 암의 진전을 억제할 수 있다는 사실이 쉽게 이해된다. 이에 비해 악성도가 낮은 암이라면 종양의 크기가 2배로 커지는 기간도 길기 때문에 생명을 다할 때까지 암을 지닌 상태로 사는 것은 이론적으로는 가능하다. 요컨대 몸에 암이 있어도 그것이 장기 기능 장애를 일으킬 정도로 커지기 전까지는 생명에 위험은 없기 때문이다.

암의 활성화 억제와 예방 차원에서는 자연 치유력과 생체 방어 기능을 높이는 것과 같은 부정법(扶正法 : 정기를 북돋우는 치료법)의 활용이 매우 중요하다. 하지만 염증, 각종 스트레스, 혈액 순환 장애, 심신의 부조화 등 발암 요인을 없애는 수단으로서 거사법 또한 유용한 것이 사실이다. 항염증 작용과 항산화 작용, 혈액 순환 개선 등의 효과가 있는 한약이 암의 전이를 억제하는 데 유익하다는 사실은 많은 연구를 통해 이미 제시되었다. 식생활 불균형과 운동 부족으로 생기는 비만과 어혈 등도 자신이 만드는 사기이며, 그것을 제거하는 것은 거사의 사상과 일치한다.

암에 대한 문제의 본질은 암이 사람을 죽이는 것에 있다. 한의학은 '병을 진단한다' 기보다는 '환자를 진찰한다' 는 전체적인 관점을 중시하며, 이러한 사상을 바탕으로 하는 치료이다. 따라서 암을 지배하지 않고 공존하는 길을 찾는 발상의 전환면에서는 한의학적 부정거사(扶正祛邪 : 정기를 북돋우면서 동시에 사기를 없앰)의 접근법이 암의 예방 및 치료에 더 바람직하다는 것이 이해될 것이다.

전이 재발을 막는 한방 치료

암에도 여러 상태가 있으므로 한 마디로는 말하기 어렵지만, 초기 암에는 수술 등의 서양 의학 치료를 우선으로 선택하는 것이 좋다. 그리고 수술 후의 체력 회복과 전이 재발 방지를 목표로 할 때는 한방 치료를 병행하는 것이 도움이 된다. 일단 암이 발생한 몸에는 다른 암도 발생하기 쉽다. 그러므로 암 체질 개선을 목표로 하는 경우는 한방 치료를 하는 것이 좋다.

수술이 곤란하고 항암 치료와 방사선요법만으로 치료해야 할 경우에는 부작용 방지와 체력 회복을 목적으로 한방 치료를 적극적으로 병용하는 것이 전체적 차원에서 항암 효과를 상승시키는 방법이다. 이는 한방 치료를 통해 부작용 감소와 면역 기능 회복을 촉진하여 항암 치료를 잘 받을 수 있도록 함으로써 전체적으로는 치료 효과를 높일 수 있기 때문이다. 항암 화학요법의 효과가 낮은 암 혹은 고령 환자의 경우에는 항암 작용을 하는 한방 약물을 활용해보는 것도 훌륭한 대안이 될 수 있다.

말기암에는 한방 치료를 주로 한 치료가 생존 기간을 연장하거나 생활의 질을 개선하는 데 도움이 된다. 암 세포의 증식을 억제하고 면역력을 충분히 활성화시킨다면 암과 공존하면서 경우에 따라서는 암의 축소도 기대할 수 있다.

항암 치료 전문가 중에서도 공격적인 암 치료법에만 치중하는 의사는 말기암일 경우에도 항암 화학요법을 사용하려고 하거나 고령자의 조기암에도 수술을 우선적으로 선택한다. 그러나 종양을 제거하는 것만이 치료라고 생각하면 경우에 따라서 수술 후에 나타나는 환자의 체력 저하로 인해 오히려 죽음을 앞당기는 결과를 초래할 수도 있다. 이럴 때에 한의학적인 접근 방식과 치료법을 응용한다면 높은 생활의 질을 유지하면서 생명 연장을 추구하는 암 치료의 근본 목표에 보다 근접할 수 있다.

말기암 환자에 대한 한방 치료의 유용성

　대전대학교 동서암센터에서는 1997년 3월 1일부터 2003년 6월 30일까지 약 7년간 한방 치료를 받은 말기암 환자 273명의 사례를 분석해본 결과 다음과 같은 결론을 얻었다.

　일반적으로는 말기암 환자의 평균 생존 기간(중앙생존값)은 8주 미만으로 보고되고 있지만, 한방 치료를 받은 군은 16주까지 연장됨을 알 수 있었다. 말기암 환자의 평균 최장 생존 기간이라고 할 수 있는 6개월 이상 생존한 환자 비율도 서양 의학 치료만 한 결과를 발표한 크리스타키스(14.9%), 를로베라(14.1%)보다 높은 40.15%로 나타났고, 한방 치료를 받기 전 선행 치료로 서양 의학 치료를 받은 환자(104명)의 생존 기간(19주)이 한방 단독 치료만 받은 환자(166명)의 생존 기간(15주)보다 길게 나타났다. 이는 말기암으로 진단을 받았다 할지라도 적극적인 한의학과 서양 의학 병용 치료를 통해 생존율을 향상시킬 수 있음을 시사한다.

　노인 환자(65세 이상)는 면역 기능이 약하고 각종 합병증으로 생존 기간이 상대적으로 짧은 것으로 보고되고 있지만, 한방 치료를 한 경우 연령이 낮은 군에 비해 생존 기간이 더 긴 것으로 나타났다(65세 이하 : 181명 14주, 65세 이상 : 92명 21주). 이는 한방 치료가 면역 기능 향상에 중점을 두는 치료이기 때문에 적극적인 서양 의학 치료를 받을 수 없는 노인의 경우 그 대안으로 유용하다는 것을 의미한다.

암 치료 시 한방 치료의 역할은 다음과 같다.

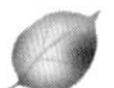 암 치료에 견딜 수 있는 몸을 만들어준다

암의 종류 및 병의 진행 정도에 따라 수술, 항암 치료 및 방사선 치료를 적극적으로 해야 하는 경우가 있다. 그런데 이런 공격적인 치료를 위해서는 치료로 발생하는 체력과 저항력 저하를 방지하고 합병증이 생기지 않도록 하기 위해서 한방 치료를 병용하는 것이 유용하다. 이 경우 한방 약물을 사용하면 면역력 저하 방지와 회복 촉진 및 수술 등의 공격적인 치료 결과로 발생하는 여러 부작용을 방지하거나 줄일 수 있다. 또한 감염에 대한 저항력을 높여 비병원성균 감염도 예방해주는 작용도 한다. 다른 질환의 치료 과정과 마찬가지로 영양 상태나 면역력이 높으면 항암제에도 잘 반응하게 된다.

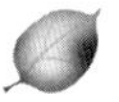 생체 기능 조절로 생활의 질을 높여준다

종양 환자를 진찰할 때는 항상 종양 자체와 종양이 원인이 되어 나타날 수 있는 증상을 함께 관찰해야 한다. 일반적으로 암 치료라고 하면 종양 자체만의 축소에 초점이 맞추어져 있어서 수술이나 방사선 치료 및 항암 치료로 발생되는 각종 증상에 대해서는 간과하는 경우가 많다.

한방 치료는 이런 종양 자체나 치료 과정에서 발생할 수 있는 각종 증상, 즉 통증과 식욕 부진, 권태감 등을 개선시켜줌으로써 환자로 하여금 높은 생활의 질을 유지할 수 있도록 도움을 준다.

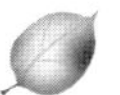 항암 및 방사선 치료의 효과를 높여준다

한방 약물은 방사선·항암 치료 혹은 수술로 발생하는 각종 생체 기능 장애를 방지하거나 교정함으로써 전체적으로는 치료 효과를 높여 나간다. 예를 들어 활혈화어제(活血化瘀劑 : 혈액순환을 개선하고 어혈을 없애주는 약물)는 혈액 순환 개선 작용으로 치료 효과를 증강시키며, 어떤 한방 약물은 암 세포의 악성도와 진행 속도를 억제하거나 변형된 세포가 자살하도록 유도하는 것이 밝혀졌다.

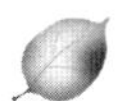 암에 걸리지 않는 체질로 개선시켜준다

하나의 암을 극복하여도 곧바로 2차 암이 발생하는 것은 어쩔 수 없다. 암 체질이 되면 암의 재발과 전이가 빈번하다. 면역력, 생체 방어력 저하와 염증, 프리라디칼(활성산소를 말하며 '자유기', '유리기' 라고도 한다)의 발생은 암의 발생과 재발 위험을 높인다.

한방 약물은 면역 증강 작용과 항염증 작용, 조직의 혈액 순환을 개선하는 작용, 프리라디칼을 없애는 효능 등으로 암의 전이와 재발 예방에 효과를 보인다.

대표적인 약물을 살펴보면 다음과 같다.

🍎 활혈화어약물 : 당귀, 홍화, 유향, 혈갈, 오령지, 천궁, 단삼, 천초근, 대계, 목단피, 지유, 적작약, 자초근, 마편초, 호장근, 곤포, 야교등, 적작약, 전충, 토별충, 수질, 망충, 삼릉, 아출, 천련자, 오약, 당귀미, 대황, 강황, 계혈등

🍎 청열해독약물 : 칠엽일지화, 백화사설초, 반지련, 산두근, 용규, 고삼, 야국화, 초하차, 하고초, 토복령, 석상백, 어성초, 등리근, 자초근, 산자고

한방 전이 억제 치료법은 환자 위주의 치료이다

암이 증식을 계속하여 일정한 크기가 되면 사망에 이르게 된다. 그러므로 암이 자라지 않도록 하는 치료만으로도 생명을 연장할 수 있는 충분한 가치가 있다. 이것이 지금까지 암을 없애거나 축소시키는 것만을 생각하여 온 발상과는 반대되는, 즉 암을 잠자게 하는 '한방 전이 억제 치료법'의 기본적인 생각이다.

인체는 정자와 난자가 수정한 후 분열을 반복하여 세포 수가 60조 개에 도달하면 일부 세포를 제외하고는 증식을 멈춘다. 만약 증식이 멈추지 않는다면 키나 몸무게도 무한대로 증가할 것이다.

그러나 우리 몸은 다소 차이는 있지만 어느 정도 일정한 크기에서 성장을 멈춘다. 우리 몸을 포함한 생물에게는 세포 증식을

멈추는 시기와 멈추게 하는 기구가 있기 때문이다.

일정한 시기에 증식을 멈추게 설계된 정상 세포의 유전자에 이상이 생기면 거의 무한대로 증식을 시작하는데 이것이 바로 '암'이다.

암 세포는 여러 비정상적인 능력을 획득하게 되고 다른 부위로 이동하여 그곳에 새로운 둥지(병소)를 만드는데 이를 '전이'라고 한다. 정상 조직이 암 세포로 바뀐 후에 생체를 더 이상 유지할 수 없는 상황이 되면, 예를 들어 간의 약 80% 이상이 암으로 변하면 죽게 된다.

암은 외부에서 들어온 세포가 아니라 잠자고 있던 정상적인 자신의 세포 중 일부가 폭력배처럼 변하여 마구 횡포를 부리는 것과 같다. 그러므로 본질적인 치료란 이러한 변화된 암 세포를 다시 잠재워 온순하게 만드는 것이다.

지금까지 암 치료는 단판 승부와 같아서 부작용과 합병증은 경시하면서 단번에 암을 없애려고만 하였다.

물론 조금이라도 암을 없앨 수만 있다면 단번에 없애는 방법을 최우선으로 고려해야 한다. 비교적 조기에 발견한 암과 혈액암은 수술과 항암 치료로 상당수 소멸하여 왔다. 그러나 그 외의 많은 암은 수술은 물론 항암제로도 완전히 없애는 것이 불가능하다.

그렇다고 암만이 특수한 병은 아니다. 암 이외에도 당뇨병, 고혈압, 천식, 간경화 등 완치되지 않는 병은 많다.

완치 곤란한 병은 현상 유지와 진행을 지연시키는 치료가 행해지며 그것이 당연한 치료법으로 받아들여지고 있다. 암도 이와 마찬가지 방식으로 접근할 수 있다.

암 치료의 최종 목표는 암을 완전히 없애는 것이 아니라 증식을 멈추게 하여 온순하게 만드는 것이어야 한다. 그렇게 한다면 암 치료의 최종 목표인 생존율 연장을 달성할 가능성이 더욱 높아질 것이다.

한방 전이 억제 치료법은 암을 만성 질환으로 취급하는 치료법이다. 또한 이 치료법은 기존 치료와 비교할 때 무엇보다도 환자 위주의 치료라는 장점을 가진다.

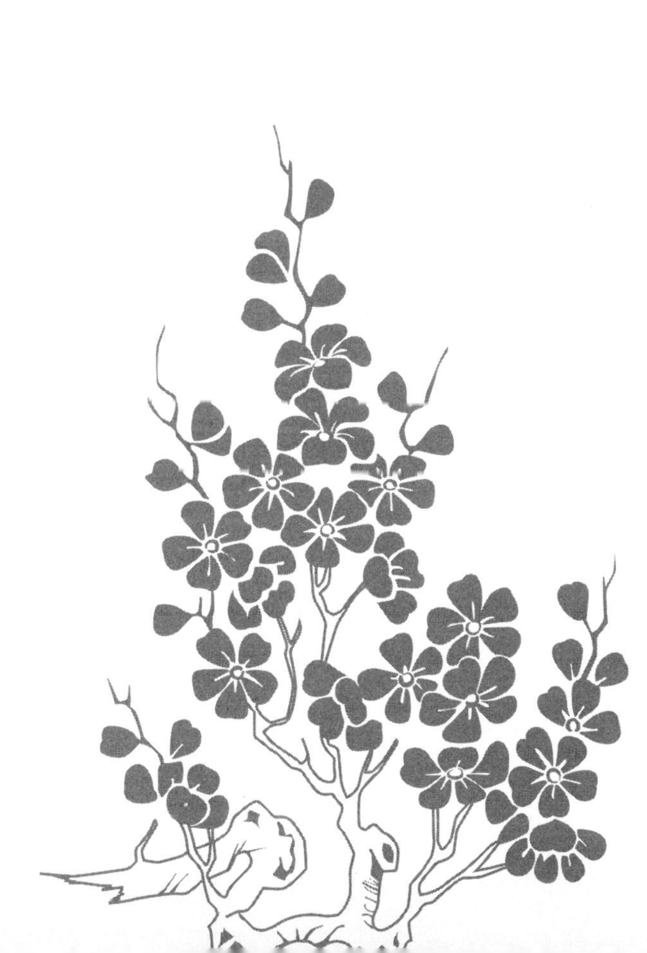

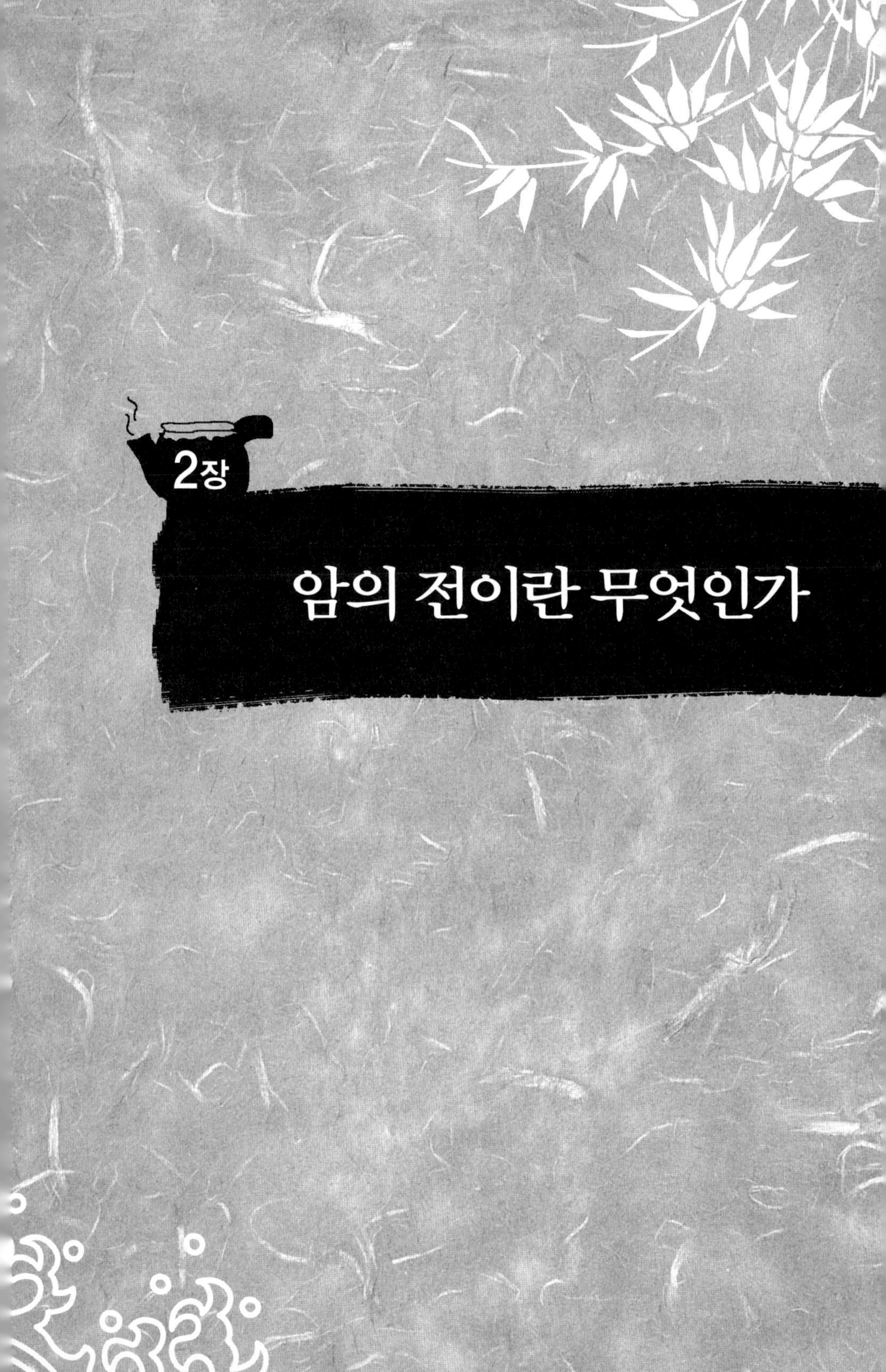
2장
암의 전이란 무엇인가

1 암은 왜 전이하는가

암 세포는 죽지 않는다 

암 세포가 전이하는 것은 궁극적으로 각종 치료 즉 수술, 항암 치료 그리고 방사선 치료에도 죽지 않고 살아남아서 숨어 잠자고 있던 암 세포가 어느 시점부터 활동을 개시하므로 이루어지는 제2의 도발이라고 할 수 있다. 그런데 문제는 처음의 암 세포보다 악성도가 더 심하다는 네 있다.

암 세포는 과연 어떤 특징을 가지고 있기에 인체에 치명적인 결과를 가져올까?

암 세포는 두 가지 유전적 성질로 특징을 설명할 수 있다. 첫째는 정상적인 분열 증식의 법칙을 무시하고 무제한적으로 재생산, 증식한다는 점이다. 즉 죽지 않는 특성을 가지고 있다. 둘째는 한 곳에 머무르지 않고 다른 영역을 침범해 그곳에서 다시 성장하는 특성을 가지고 있다.

암 세포의 특성을 파악하는 것은 암의 예방 및 치료는 물론 암 전이 억제를 위해서도 매우 중요하다. 즉 체내 환경을 암 세포에게 불리한 조건을 만듦으로써 암의 진행을 방해하는 데 도움이 되기 때문이다.

과연 왜 암 세포는 각종 치료에도 이토록 끈질긴 생명력을 가지고 다시 나타나는 것일까? 이에 대해 명확한 대답이 될 수는 없지만 다음과 같은 이론들이 그 해법을 제시해주고 있다.

암 세포는 암성 악액질을 형성한다

암 세포는 자기가 살 수 있는 생활 조건을 만들기 위해 정상 세포를 파괴할 뿐만 아니라 인체의 모든 신진대사 과정을 자신에게 맞는 환경으로 바꾸어버린다. 이 과정에서 암 세포는 산성의 독성 물질을 분비해 체액과 혈액을 산성화하는데 이를 암성 악액질이라고 한다. 암 세포가 산성 독성물질을 분비하는 것은 저산소 세포이므로 산소를 싫어하고 이산화탄소에 의지해 생활하기 때문이다.

암 세포는 포도당을 불완전하게 분해하므로 포도당을 많이 필요로 하고 분해 과정을 불완전하게 진행한다. 따라서 암 세포가 있으면 자연적으로 인체의 신진 대사과정에서 이러한 산성 독성

물질이 계속 축적되어 혈액이나 체액이 산성화되고 암 세포는 더욱 활발히 성장하게 된다.

체내의 혈액이나 체액이 산성화되면 정상 세포는 살기 힘든 환경이 된다. 간에서 불필요한 산성 독성 물질을 해독하고 신장에서 여과시켜야 하는데 암성 악액질이 심해짐에 따라 이들 장기의 역할은 한계에 도달하여 기능이 떨어지게 되는 것이다.

따라서 암성 악액질을 제거하는 것이 우선적인 암 치료의 출발이 되어야 한다. 암성 악액질을 제거하기 위해서는 인삼이나 기타 녹황색 채소 등으로도 치료 효과를 높일 수 있지만 가장 좋은 것은 바로 암 세포가 가장 싫어하는 '산소' 를 공급하는 것이다.

암 세포는 저산소 세포이므로 산소를 싫어하고 이산화탄소를 좋아하는 특성이 있다. 정상 세포가 산소가 없이는 생활할 수 없는 것과 마찬가지로 암 세포는 이산화탄소가 없이는 생존할 수 없다. 암 환자에게 유산소 운동을 하거나 좋은 공기를 많이 마시라고 하는 것도 이 때문이며 이는 일종의 산소 치료법으로 암 치료에 많은 도움이 된다.

암 세포는 무제한적으로 증식한다

인간의 생명이 무한하지 않고 일정 기간 동안 한정되어 있는 것은 모든 세포가 50~100회 정도 분열을 마치면 더 이상 분열

하지 못하고 죽기 때문이다. 만약 정상 세포가 무한정으로 분열을 한다면 인간의 수명은 아마 무한정으로 연장될 것이다.

정상 세포는 그 분열 횟수를 스스로 계산하고 있다. 이 계산하는 부분을 종말절이라고 하는데 이들은 염색체 끝에 매달려 있다. 이 종말절은 세포가 한 번 분열할 때마다 조금씩 줄어든다. 일정 정도 길이로 짧아지면 그 자체가 신호가 되어 세포의 유전 기구가 부서지고 세포는 노화되어 분열을 중지하고 결국 죽게 된다. 이와 함께 인간의 수명도 다하게 된다.

그러나 암 세포는 정상 세포와 달리 수명이 없다. 암은 암 환자가 운명을 달리 할 때에야 비로소 죽는다. 그 이유는 암 세포가 종말절을 없애버리는 텔로메라제라는 효소를 분비하여 염색체의 양끝을 수리해 무한정 증식하고 분열할 수 있기 때문이다. 암이 무서운 것은 바로 이러한 불사(不死)의 세포 때문이다.

암 세포는 계속 새로운 모세혈관을 만든다

인체 모든 세포는 모세혈관과 연결되어 영양분을 공급받고 노폐물을 방출한다. 정상 세포는 특수한 경우를 제외하고는 모세혈관을 만들지 않는다. 정상 세포가 새로운 모세혈관을 만드는 경우는 태아의 성장기, 상처 회복기, 여자의 생리 중 혹은 그 직후, 류머티스성 관절염 등 모세혈관이 자라나는 환경에 노출되어 있을 때뿐이다.

그러나 암 세포는 끊임없이 모세혈관을 만들어낸다. 이러한 비정상적인 모세혈관은 암 세포의 영양 공급로가 되고 암 세포를 더욱 커다란 종양 덩어리로 자라게 한다. 암 세포가 죽지 않고 계속 자랄 수 있는 것은 무한하게 영양을 공급해주는 모세혈관을 계속해서 만들고 있기 때문이다.

암 세포의 크기가 $1\sim2mm^3$정도 되면 그 수는 약 100만 개 정도가 된다. 이때부터 암 세포는 혈관 형성 인자를 분비하여 모세혈관을 만들기 시작한다. 그리고 정상적인 모세혈관과는 달리 근처 혈관에 연결되는 암 세포 전용 혈관을 새로 만들어 그곳을 통해 영양분과 산소를 공급받으며 발육하고 증식한다.

따라서 암 세포를 죽이려면 암 세포의 식량 공급로인 모세혈관을 만들지 못하도록 해야 한다. 모세혈관을 만들지 못하도록 차단하면 종양은 자라지 못하고 영양분을 공급받지 못하게 되어 점차 굶어 죽게 된다.

암 세포는 이동한다

암이 생명을 위협하는 가장 큰 인인은 암 세포가 한 군데 있지 않고 다른 데로 이동하는, 즉 전이하는 성질 때문이다. 정상 세포는 일정한 장소에서 증식하면 정상적인 조직이 되지만 암 세포는 본래의 위치를 떠나 다른 곳으로 이동하면서 계속적으로 증식하여 주위의 정상 조직을 파괴하며 성장한다. 이를 암 세포의 침윤성이라고 한다.

암 세포의 전이는 대개 혈행성 전이와 림프성 전이 경로를 통해 이루어지는데 다음 3단계 과정을 거쳐 전이한다.

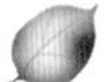 ### 제1단계 : 분리와 침윤

종양 세포가 주변 조직을 침범하기 위해서는 최초로 암이 생긴 부위로부터 암 세포의 일부가 떨어져 나와야 한다. 이 분리 현상은 종양의 성장 속도가 빠르고 괴사 범위가 클수록 쉽게 나타난다.

그런데 여기서 중요한 것은 암 세포가 혈액이나 림프액에서 떠다닐 때는 암 세포를 잡아먹는 면역 세포로부터 살아남기 위해 피브린 등의 보호막을 형성하여 돌아다닌다는 것이다. 또 한 가지는 암 세포가 어떤 조직이나 장기에 가서 정착하기 위해서 정착하고자 하는 세포의 울타리라고 할 수 있는 세포기저막을 뚫고 들어간다는 것이다.

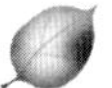 ### 제2단계 : 이동

암 세포는 이와 같이 울타리 역할을 하는 세포기저막을 뚫고 침범 통로를 만든 다음 혈관 또는 림프를 따라 이동한다. 림프를 통한 전이는 가장 흔히 일어나는 전이인데 암 세포가 림프를 통해 전이할 때는 주위의 림프절로 우선적으로 전이된다.

암 세포가 혈액이나 림프액을 통해 이동할 때는 암 세포를 잡아먹는 면역 세포로부터 살아남기 위해 피브린 등으로 보호막을 형성하여 돌아다닌다.

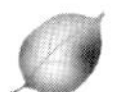 제3단계 : 정착

이와 같이 이동한 암 세포는 일정 거처를 마련하고 정착해 암 세포 집단으로 성장한다. 그런데 암 세포가 혈관 내로 들어가더라도 즉시 새로운 암을 형성하는 것은 아니다. 혈액 내로 흘러들어온 암 세포는 혈관의 내피 세포를 뚫고 그 뒤에 있는 기저막을 뚫어야만 비로소 정착할 수 있다. 암 세포가 혈액 내로 들어가서 가장 정착하기 쉬운 곳은 바로 폐와 간이다.

통계에 의하면 1만 개의 암 세포가 혈관 내에 들어가면 그 중에 약 2~3개만이 성공적으로 인체 내에 정착할 수 있다고 한다. 이렇게 정착률이 낮은 이유는 종양 세포가 순환계로 유입되면 숙주의 자연 면역력이나 적응성 면역방어기전에 의해 쉽게 파괴되기 때문이다. 여기서 자연살해 세포는 암 세포를 죽이는 1등 공신 역할을 하는 것으로 알려져 있다.

암 세포는 면역기전을 회피한다

종양은 혈관내막 생성 인자, 인터루킨 등의 여러 요소들을 분비하여 면역 억제 특성이 있는 골수 세포가 모이게 한다. 이러한 골수 세포는 활성산소의 합성이나 아르기닌 분비 등 여러 기전으로 T-세포 면역을 저해한다. 종양의 미소환경은 또한 인터루킨-10의 분비 등의 기전을 통해 T-세포 기능을 억제한다.

이러한 종양의 면역 억제가 모두 실패하더라도 종양 세포 특유의 유전적 불안정성은 종양 항원이나 항원제시기전과 관련이 있는 수용체들을 줄임으로써 면역기제를 피해갈 수 있다.

▶ 종양의 면역회피기전 ◀

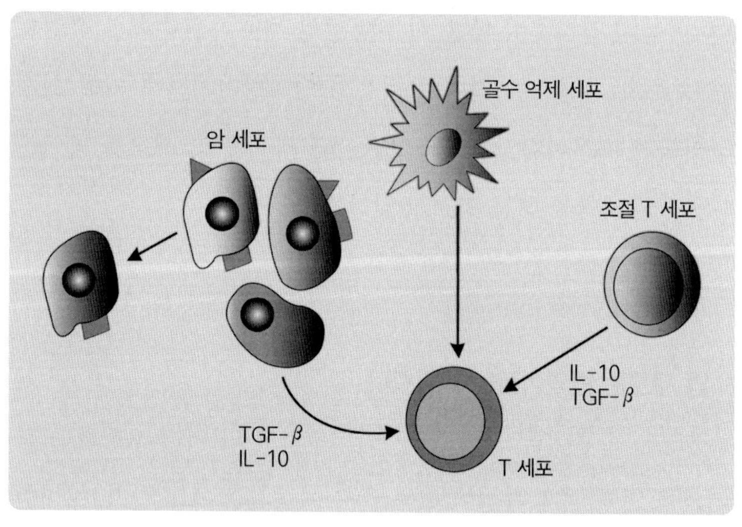

▲ 면역 회피   ▲ 면역 침윤

전이암 세포는 10종 경기 선수 

전이암 세포는 처음 생긴 암 세포에 비해 성질이 더 강인하고 포악하다. 수술, 항암 치료 그리고 방사선 치료라는 역경을 이겨 내고 끝까지 살아남은 그야말로 노련한 장수이자 '십종 경기 선수'와도 같다.

암이 전이하기까지 기간은 정해져 있지 않다. 만일 수술, 방사선 치료, 항암 치료한 후 잔여 암 세포가 상당수 있어서 증식이 빠른 경우 암의 전이는 수개월 이내에 일어날 수도 있지만, 일반 고형암은 대개 3년 이내에 나타나는 경우가 많다. 때로는 유방암과 같이 5년 또는 매우 드물게는 10년이나 20년 후에 나타나는 경우도 있지만, 5년 이상 지나서 전이하는 암 세포에 있어서 아직 그 원인과 기전을 일으키는 이유가 불명확하다.

　암 진단을 받으면 수술을 포함한 항암 치료나 방사선 치료 등 각종 치료를 한다. 그런데도 살아남아 다른 데로 전이한 전이성 암 세포는 원래 암 세포에 비해 갖은 역경을 헤치고 살아남은 그야말로 역전의 명수에 해당한다. 따라서 그 악성도는 더 심해지고 전이 능력 역시 높아질 대로 높아진 존재라고 볼 수 있다. 전이암 세포는 생명력이 질긴 '암의 뿌리 세포'에 해당하며 이러한 전이암 세포는 단순한 공격적 치료만으로는 다루기가 불충분하다.

숨어 있는 암 세포 

　전이암은 결국 숨어 있던 암 세포가 활동을 개시해서 다른 곳으로까지 이동하여 만들어낸 결과물이다. 그런데 서양 의학 치료는 각종 검사상 이미 나타난 것만을 치료 대상으로 하기 때문에 전이암과 같은 문제를 낳고 있다.

　전이를 억제하기 위해서는 암이 우리 몸 안에 있으면서 보여주는 존재 양식, 즉 원발암, 전이암, 전이 과정 중의 암에 대하여 다시 한 번 생각해 보아야 한다.

암, 보이는 것만이 전부는 아니다

서양 의학은 우리 몸에 암이 존재하는 형식을 단지 2가지, 즉 원발암과 전이암으로만 바라보는 경향이 있다. 따라서 치료 목표도 이 2가지에 집중되어 있어서 보이는 암 덩어리를 없애기 위한 수술, 방사선, 항암 치료가 주를 이루고 있다. 그리고 그 효과 판단의 기준도 CT 등 검사상 보이는 종양의 크기를 기준으로 하여 완해(암이 있다는 것을 입증할 수 없는 질병의 상태), 축소 등으로 나눌 뿐이다. 결국 보이는 종양에만 모든 수단을 동원해서 대처할 뿐 보이지 않는 숨어 있는 암 세포에는 속수무책인 경우가 많다.

암은 실질적으로는 3가지 양식으로 존재한다

수술 절제 혹은 항암 방사선 치료를 받은 후에 암이 재발 또는 전이하는 이유 중 하나는 암의 존재 양식에 대한 인식의 부족에 있다.

서양 의학은 원발암과 전이암 치료에 치중해서 치료 방향이 그 크기만을 축소하는 데 있고 전이 중에 있는 전이암 세포 및 미세 전이에 대해서는 간과하는 부분이 많다. 그러나 숨어 있는 암 세포가 환자에게는 가장 큰 위험 인자가 된다.

실질적으로 현재 일반적으로 사용되고 있는 CT나 MRI 등의 검사 장비로는 전이암 세포나 미세 전이 세포를 발견하기는 불가능하다.

예를 들어 위암 근치수술 시 원발암, 전이 림프결절 등은 볼 수 있지만 위벽 정맥 및 문맥 안의 암 세포는 볼 수 없다. 또한 수술 시에 많은 암 세포가 유출되거나 탈락하지만 눈으로는 볼 수 없다. 물론 문맥 안의 암 세포를 면역 세포가 처리하지만 단 시간에 많은 양의 처리는 불가능하므로 암 세포는 면역 감시 기능을 회피하여 새로운 전이암을 형성할 가능성이 높다.

전이의 실질은 '전이 과정 중의 암 세포'로부터 출발해야 하며 따라서 전이 억제의 목표 역시 '전이 과정 중의 암 세포' 이어야 한다. 즉 제3의 형식으로 존재하는 암 세포가 최종적인 치료의 목표물이 되어야 한다.

전이암이 제3의 형식으로 존재한다는 것에 대한 연구와 인식 과정

암 치료의 관건이 전이 억제라는 부분은 이론의 여지가 없다. 그러면 '어떻게' 치료할 것인가가 모든 이들의 숙제다. 그런데 그 숙제를 풀기 위해서는 우선 전이의 각 단계, 과정, 기구를 자세히 알아야 할 필요가 있다. 지피지기면 백전백승이기 때문이다. 따라서 암 세포의 수, 위치, 활동 양상 등을 파악한 다음 이에 따른 구체적인 항암 방법을 찾아야 한다.

이를 위한 구체적인 방법으로는 ① 림프절 전이 모델, ② 혈행 전이 모델, ③ 조직 혹은 혈관 내 침윤 모델, ④ 탈락 암 세포의 혈관 전이 모델에 따른 약물 혹은 치료법의 효용성이 제시될 수 있다.

암 환자는 크게 두 가지, 즉 첫째는 수술 후 전이와 재발을 방지하는 그룹과, 둘째는 이미 전이와 재발을 한 그룹으로 나눌 수 있다.

이들은 모두 항암 치료를 수차례 받은 경험이 있다. 그런데 어디에 있는 암 세포를 얼마나 죽였는가는 전혀 알 길이 없다. 다만 혈액 검사를 통해서 정상 세포의 손상 정도와 암표지 인자의 등락만을 알 수 있다.

방사선 치료도 마찬가지다. 보기에는 암 세포의 크기가 줄어드는 듯하지만 전이하고 있는 암 세포에 대해서는 속수무책이기 때문이다.

문제는 숨어 있는 암 세포이다. 그러면 이런 전이암 세포는 도대체 어떤 형태로 우리 몸 안에 존재하는 것일까?

전이 과정 중 어떤 것은 빠르고 어떤 것은 느리고, 어떤 것은 휴식기(G0)에 있고, 어떤 것은 분열증식 중에 있다. 그런데 이런 과정은 우리 몸의 면역 기능 등 여러 조건에 따라 영향을 받는다. 수백에서 수천 개에 이르는 전이하고 있는 암 세포가 사실은 전이 잠재력이 있는 가장 무서운 적이다. 이들은 언제든 적절한 환경이 만들어지면 다시 활동을 개시해서 제2의 전이암을 만든다.

1~8g의 암 덩어리에서는 매일 수백만 개의 암 세포가 혈액 속으로 떨어져 나와 새로운 제2의 암 덩어리를 만든다. 암 세포를 실험적으로 동물의 혈관 속에 주입한 후 24~36시간 후 관찰해보면 암 세포의 99%는 죽고 겨우 0.01%만이 살아남아 전이암을 만든다. 그러면 99%의 암 세포는 어떻게 없어진 것일까?

대부분의 암 세포는 혈액 중의 면역 세포에게 잡혀먹힌다. 순환 혈액 중의 암 세포가 살아남는 것은 이런 면역 세포의 기능이 약해져서 생기는 것이다.

항암 치료는 면역 세포의 기능을 더욱 떨어뜨려 암 세포에 대한 감시 기능을 약화시키는 역할을 한다. 결국 더 많은 암 세포가 살아남아서 확산하는 데 도움을 주는 셈이다.

이런 관점에서 보면 현재 가장 보편적인 암 치료법인 서양 의학 치료법은 피동적인 치료법이라고 말할 수밖에 없다. 제2의 암이 나타나기를 기다렸다가 치료하는 방법이기 때문이다. 현재 서양 의학 치료법은 전이 차원에서 평가하면 두더지 잡기 게임과 유사한 대증(병의 증상에 대응하는) 치료에 지나지 않는다고도 볼 수 있다.

따라서 이런 치료는 선이를 억제하는 치료법으로서는 근본적이지도 못한 치료 방법임을 알 수 있다. 결론적으로 암 치료 과정 중에서 가장 중요시해야 할 것은 치료 중간에 몸의 면역력을 잘 유지하는 전략이다.

암 전이 치료의 목표는 당연히
암의 3가지 존재 양식에 맞추어야 한다

암 전이의 3가지 표현 형식은 전이 과정 중의 암 세포, 전이 병소, 미세암색전 등이다. 암 치료는 눈에 보이는 원발암 혹은 전이암에 초점을 맞추어서는 안 된다. 그러면 이미 치료가 늦기 때문이다. 따라서 다음과 같은 관점에서 새로운 연구나 치료 약물 개발이 이루어져야 한다.

● 암 치료 방향에 대한 인식상의 변화가 필요하다. 즉 전통 개념은 암 세포를 죽이는 것이지만 새로운 개념은 전이 중인 암 세포에 대한 관리 방법을 개발하는 것이다.

● 암 치료의 목표에 대한 변화가 필요하다. 서양 의학에서는 원발암 혹은 전이암에 목표가 맞추어져 있었다고 한다면 새로운 개념에서는 전이 과정 중의 각 단계, 즉 전이 과정 중의 암 세포, 전이 병소, 미세암색전에 목표를 맞추어야 한다.

● 암 진단 방법상의 변화가 필요하다. 전통적 암 진단은 세포 조직 및 CT 검사가 위주가 되었으나 새로운 개념에서는 분자, 유전자, 세포 인자, 면역지표, 유전자 표현, 미소색전 등의 검사가 위주로 되어야 한다.

● 치료 방법 및 치료 양식의 새로운 변화 역시 필요하다. 암을 살상 목표로 삼을 것이 아니라, 전이 각 단계, 관련 인자, 생물학적 전이 원인(혈관 형성 등) 등을 조절하여 억제와 관리에 초

점을 맞추어야 한다.

● 항암, 항전이 약물 개발의 변화도 필요하다. 전통 약물은 목표 지향적이 아니라 산탄총과 같이 무선택적으로 정상 세포를 포함한 세포를 죽인다. 그러면 특히 골수조혈 간 세포와 면역 세포가 가장 많은 피해를 입게 된다. 새로운 개념의 약물은 저격총과 같이 선택성, 목표 지향성이 있어서 숙주에 악영향이 없어야 한다.

따라서 새로운 암 치료 개념의 목표는 원발암, 전이암은 물론 전이 중인 암에도 초점이 맞춰져야 한다. 물론 3종 방식 모두 공동의 목표는 전이를 억제하고자 하는 것이다.

아무리 조기암이라도 절제하는 근본 목적은 전이 방지다. 원발병소는 암 세포가 탈락해서 전신 혈액으로 퍼져나가는 근원지이기 때문에 전이 억제를 위해 수술 절제를 해야만 하는 것이다.

암 치료는 3가지 '조기'가 중요한데 그것은 조기 발견, 조기 진단, 조기 수술이다. 조기 단계는 암 세포의 범위가 국한되어 있으므로 전이 가능성이 적기 때분이다.

지난 100년 간 사람들은 '눈에 보이는' 암인 원발암과 재발암에만 관심을 가져 왔다. 또한 이런 경우에 나타나는 증상만을 중시해왔다. 20세기 암 치료가 '세포 수준'이라면 21세기는 분자 생물학, 유전자, 분자면역학 등 '분자 종양학' 수준으로 이행되고 있다.

# 04 전이와 재발, 왜 일어나나

암의 전이는 아직까지 의학적으로 정확히 규명되지는 않았다. 그러나 결국 암 세포와 암 세포를 가지고 있는 몸과의 싸움에서 암 세포가 승리한 결과가 전이로 나타난다고 볼 수 있다.

수술, 항암, 방사선 치료 후 암이 전이되는 이유는 다음과 같다.

거사상본(祛邪傷本 : 제거하는 것을 주된 목적으로 하다가 근본적인 자연 치유력까지 손상시킴) 위주의 공격적 서양 의학 치료로, 암 덩어리는 제거하지만 정상 세포까지 상하게 하기 때문이다.

총체적인 내적 환경의 문란과 면역 기능 저하를 초래하기 때문이다.

🍅 휴면기 암 세포가 잔존하기 때문이다.

🍅 내적 문란 환경이 개선되지 않으면 암 세포가 분열 단계인 S기로 진입하기 때문이다.

🍅 암 세포의 신속한 성장과 전이가 진행되기 때문이다.

암으로 사망하는 원인은 암이 전이하기 때문이다. 전이는 왜 일어나는 것일까? 물론 가장 근본적인 것은 암 세포의 성질이 본래 정상적인 생체기구의 조절을 받지 않는 무법자와 같기 때문이다.

암 세포는 자신의 생존에 필요한 물질 혹은 과정을 스스로 만들거나 다른 것에 의존하여 자기가 목표로 하는 곳으로 가서 새로운 둥지를 만들고 거기서 계속 자라남으로써 결국 생명을 위협하는 존재가 된다. 그러나 우리 몸은 생명이 있는 한 이와 같이 악랄한 암 세포에 맞서서 정상적인 생체를 지키려고 하는 방어 시스템을 구축한다.

전이는 각종 치료를 해도 몸 어딘가에 숨어 있던 하나의 암 세포가 몸집을 불려 가지고 궁극적으로는 다른 곳으로까지 옮겨가는 현상이다.

따라서 전이가 일어나려면 우선 한 두 개에서 시작한 암 세포가 덩어리가 될 때까지 커져야 한다. 그런데 몸에서는 이를 막기 위한 자연적인 방어 시스템을 작동한다. 따라서 전이의 성공 여부는 이 두 가지 요소 즉 종양적 요소와 신체적 요소의 평형 관계가 어느 쪽으로 기우느냐에 따라서 결정된다고 봐야 할 것이다.

종양의 전이와 재발에 영향을 미칠 수 있는 인자들은 크게 4가지가 있는데 호르몬 의존성, 혈액 공급의 적당성, 숙주의 방어적인 면역 반응 및 기타 잘 알려져 있지 않은 요인이다. 지금까지 종양의 성장에 관여하는 주요 인자로는 신생 혈관 형성 과정과 호르몬 공급, 종양의 성장을 억제하기 위한 몸의 방어력으로는 면역 기능이 중요한 변수로 밝혀졌다.

호르몬 의존성

자궁의 평활근종은 흔한 양성 종양인데 이중 상당수가 임상 검사 시 수십 년 동안이나 크기에 큰 변동이 없는 것으로 밝혀졌다. 폐경기 후에 이런 양성 종양은 위축하여 상당한 부위가 교원 조직 그리고 간혹 석회화된 조직으로 대치되어 있다. 반면 이 평활근종은 임신 기간 중 급속히 성장하는 것을 흔히 관찰할 수 있다. 이는 이런 종양들이 어느 정도 스테로이드 호르몬 특히 에스트로겐에 의존하기 때문이다.

많은 악성 종양들, 특히 호르몬에 반응하는 조직에 생긴 암인 유방암, 자궁암, 자궁내막암, 난소암 및 전립선암 등은 내분비에 의존하여 영향을 받는다.

실제로 이러한 조직 및 암 등의 상피 세포에서 스테로이드성 호르몬 수용체들이 발견되었다. 이들은 여러 호르몬치에 반응하는 세포 성장을 조절하는 역할을 한다. 일부 종양의 이러한 생물학적 성장은 종양 치료에 다음과 같이 응용되고 있다.

- 호르몬의 생산 억제
- 호르몬의 대사 차단
- 혈청단백 성호르몬 결합 글로불린의 생산 억제
- 호르몬의 분비율 저하
- 호르몬의 표적 장기에 대한 길항 작용 조절

한방에서 호르몬 의존성 암의 치료에 사용하는 각종 약물도 역시 에스트로겐이나 테스토스테론에 영향을 미쳐 종양의 전이를 억제한다. 호르몬에 관여하는 한방 약물을 살펴보면 다음과 같은 것이 있다.

▶ 호르몬에 영향을 미치는 한방 약물들 ◀

분류	약물 및 식이
에스트로겐 활성 감소	녹차, 당귀소요산, 저지방식, 섬유질 식사, 제니스테인, 계지복령환, 소요산
에스트로겐 활성 증가	감초, 적작약, 백작약, 육미지황탕, 단삼
테스토스테론 활성 감소	황정
테스토스테론 활성 증가	육계, 팔미지황환, 인삼

암의 혈관 형성을 통한 성장과 이동

조직 내 세포에 인위적으로 산소 공급을 차단하면 산소를 공급받기 위한 노력의 일환으로 새로운 혈관을 만드는 인자를 방출한다. 그 결과 새로운 모세혈관이 많이 만들어지는데, 새로운 혈관 형성을 촉진하는 인자는 손상된 조직의 회복과 성장, 염증 등에 의해 방출된다.

새로운 혈관의 형성 즉 혈관 신생은 종양의 성장과 진행에 매우 중요하다. 암의 병적인 대사 항진은 정상 세포와의 생존 경쟁에 의한 것이고, 암의 병리적인 특징인 조직에 번지며 침입하여 일으키는 염증 반응과 여러 인자를 최대한 활용하여 혈관 신생 인자를 방출함으로써 암의 성장과 전이를 이루게 된다.

흔히 보는 폐암이나 유방암, 대장암 등과 같은 소위 고형암의 발생 과정에서 최초의 세포들은 확산에 의해 영양분을 섭취하고 대사 후 찌꺼기들을 배출할 정도의 작은 크기까지 분열한다. 확산에 의해서만 대사를 진행하기에 영양 공급은 표면적에 비례하여 이루어지지만, 소모는 부피에 비례하여 이루어지기에 특정 크기(약 2mm)가 되면 더 이상 자라지 못하게 된다.

토끼의 각막에 종양 조직을 이식하는 실험 결과 새로 형성된 혈관이 이식한 종양 조직에 다다르면 그 성장 속도가 일차 함수 형태에서 지수 함수 형태로 급격히 빨라진다는 것이 밝혀졌다.

혈관 신생은 종양 세포에 영양분과 산소를 공급할 뿐 아니라 종양 세포에 의해 생성된 배출물을 제거하는 역할도 한다. 더욱

이 내피 세포들은 종양 성장촉진 인자들을 생산함으로써 종양 세포들과 직접적으로 연락하여 상호교환을 통해 서로 이득을 주게 된다.

미국의 포크만 박사는 적당한 혈관 생성과 발달은 암의 성장이나 전이에 결정적인 요소가 된다는 것을 실험으로 보여주었다. 그리고 종양 세포가 간질의 혈관 형성을 촉진하며 위암이나 대장암, 유방암 등 모양이 딱딱한 고형암의 진행성 성장을 이루게 하는 가용성 종양맥관 형성 인자를 만들어서 분비한다는 것을 증명했다.

실제로 혈관 형성 억제 인자가 정상적으로 혈관이 없는 연골에서 추출되고 있으며, 동물 실험에서 상어 연골 추출물이 종양의 성장 속도를 감소시켰다. 최근에 헤파린은 혈관 형성을 촉진하고 프로타민은 혈관 형성을 억제할 뿐 아니라 종양 성장도 억제한다는 사실이 알려졌다. 흔히 원발성 종양과 전이성 종양은 혈액 공급이 따르지 못할 정도로 크게 성장하면 중심성 빈혈성 괴사에 빠지게 된다. 종양의 성장은 혈액 공급에 의존한다는 것이 명백하다. 따라서 혈관 형성을 억제히는 것은 전이와 재발을 막는 중요한 요소기 된다.

면역 기능 저하

암 세포가 혈관으로 흘러 들어간다고 해도 바로 새로운 암을 형성하는 것은 아니다. 혈관의 내피 세포를 뚫고 그 뒤에 있는 기저막을 뚫어야만 비로소 정착해서 자랄 수 있다. 앞에서 언급하였듯이 통계에 의하면 1만 개의 암 세포가 혈관에 들어가면 약 2~3개만이 성공적으로 정착한다. 암 세포가 혈액으로 들어가서 제일 먼저 정착할 수 있는 곳은 폐이고 장에서 떠난 암 세포는 간에 정착할 확률이 높다.

앞에서도 이렇게 정착률이 낮은 이유는 종양 세포가 순환계로 유입되면 숙주의 자연면역 또는 적응성 면역방어기전에 의하여 쉽게 파괴되기 때문이다. 이때 작용하는 것이 대식 세포와 자연 살해 세포 같은 면역 세포이다. 따라서 면역 기능을 향상시키는 것은 암의 전이와 재발을 막는 중요한 치료 수단이 된다.

생체 내 환경 불량

전이는 체질에 맞지 않는 섭생과 1차 치료 후 관리 소홀로 생체 내 불량한 환경이 조성되었을 때 잘 이루어진다. 아래 암의 특징을 살펴보면 이러한 사실을 좀 더 명확하게 이해할 수 있다.

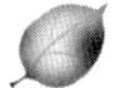 과도한 자체적 성장

암 세포는 자체적으로 성장호르몬을 분비하여 자라나기도 하고 성장호르몬이 없어도 신호 이상으로 자라날 수 있다. 성장 억제 신호 또한 없다.

침습성

주변 조직으로 침입하면서 자라날 수 있다.

전이성

다른 곳으로 이동해 새로이 성장한다. 세포 사이에 억제 신호가 부족하여 주위 세포를 밀고 들어가고, 단백질 장벽을 파괴하는 효소와 혈관 성장을 촉진하는 성장 인자를 분비한다.

분화의 미숙함과 죽지 않는 성질

분화되지 않아 적당한 시기에 분열이 이루어지지 않고 계속 성장한다. 수명이 다해도 죽지 않는다.

유전학적 불안정성

암 세포는 정상 세포보다 유전적으로 불안정하고 돌연변이의 빈도가 높다.

 ## 종양 휴면의 가능성 발견

종양 휴면이란 무엇인가

종양 휴면이란 원발종양에 대한 근치 후 남아 있는 미세 전이소나 전이암 세포가 일정 시간 안에 성장 증식하지 않는 것이다. 단, 이런 세포들은 물론 증식 잠재력을 가지고 있어 수년 혹은 수십 년 후에는 재증식을 하여 재발과 전이를 일으킬 수 있다. 이는 종양 세포의 증식과 사멸 속도가 균형을 이루는 것으로, 종양 휴면 상태라고도 한다. 종양 세포 자신이 정지기에 들어가는 경우로서, 잠시 세포 분열 주기의 순환이 정지되어 휴면에 들어가는 것이다. 1996년 최종적으로 휴면 종양이 성장하지 않는 원인은 종양 세포의 증식과 세포 자살 간에 평형이 유지되기 때문으로 밝혀졌다.

원발종양에서 분리해나간 암 세포는 혈관이나 림프계로 들어가 원발종양과 멀리 떨어진 장기까지 갈 수도 있다. 이렇게 다른 장기로 옮겨간 암 세포는 그 장기의 미세 혈관에 남아 있을 수도 있고, 혈관에서 빠져 나와 장기의 연조직에 부착할 수도 있다. 이렇게 되면 암 세포는 악성을 띠게 되는데 이를 다단계 전이라고 한다.

많은 경우 암 세포들은 곧바로 다시 증식하기 시작하지만, 어떤 경우에는 휴지기에 들어가기도 한다. 이러한 휴지기 암 세포는 G0·G1단계의 억제가 특징이다. 강력한 생존력과 증식력을 보이던 이러한 암 세포가 다른 장기에서 갑자기 휴지기로 들어가는 이유는 무엇일까? 그 관련된 인자와 유발요소에 대해 살펴보기로 하자.

종양 휴면과 관련된 인자

종양 휴면과 관련된 인자는 다음과 같다.

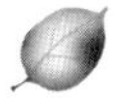 온도

종양 세포를 체외 배양 시 외부 온도를 급격히 떨어뜨리면 세포 증식이 즉각 감소하고 휴면에 들어간다. 그리고 온도를 다시 37℃ 정도로 올리면 휴면에서 깨어나 다시 증식을 시작한다.

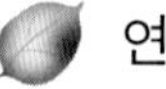 연령

가장 직접적인 예는 6개월 이내의 유아신경모세포종 환자이
다. 원발종양을 절제하고 나면 남은 암은 휴면 상태로 들어간다.

기관 특이성

소아신경모세포암과 성인 부신종양의 휴면율이 다른 장기에
비해 높다. 기전은 아직 밝혀지지 않았지만 연구해볼 만한 가치
가 있다.

조직 분화 정도

세포 분화 정도가 높으면 증식률은 낮고 휴면율은 높다. 따라
서 자연 치유될 가능성 또한 크다고 볼 수 있다.

혈관 인자

새로운 혈관 형성이 없으면 종양 세포는 휴면 상태에 들어간
다. 때문에 혈관 형성 억제법은 새로운 종양 치료의 수단이 되었
고 종양 휴면요법이라고도 일컬어지고 있다.

정신적 인자

몸 안에 수년 간 종양이 있는데도 무증상으로 살아가거나 심
지어는 종양이 소멸되기도 한다. 몸속에서 수년간 잠자고 있었
던 암을 진단 등으로 발견하고 난 이후 정신적인 충격을 받으면

서 종양이 현저하게 증가하여 얼마 지나지 않아 사망하는 경우
도 있다.

종양 휴면 유발 요소

실험 결과 종양 세포의 휴면은 종양 세포 자체 인자와 관계가
있으나 그 기전은 불분명하다. 각각의 종양은 조직 유형에 따라
서 자연적으로 발생하는 휴면율에 차이가 있다. 현재 종양 휴면
현상은 유방암, 갑상선암, 전립선암, 소아신경모세포종, 시신경
막모세포종 등에서 많이 관찰되고 있다. 결핵이 있거나 결핵을
앓았던 환자가 암에 걸린 경우 종양 성장 속도가 늦는 것을 볼
수 있다.

혈관 형성 억제는 종양 휴면을 유도할 수 있고, 비타민 E 역시
휴면을 촉진하므로, 비타민 E를 함유한 식품을 섭취하는 것도
좋은 방법이다. 비타민 E 함유식품으로는 식물성 기름, 양배추,
감자, 채소, 견과류, 현미, 토마토, 감귤류 등이 있다.

종양 휴면요법이 필요한 이유

종양 휴면요법이 필요한 이유는 통상 서양 의학에 의존한 항
암 치료의 실패에 따른 대안이 될 수 있으며, 전이암 환자에게
현실적으로 필요하기 때문이다. 또한 한방 치료의 한계를 극복

하는 차원에서도 필요하다. 그러나 가장 중요한 이유는 암 치료의 궁극적 목표가 전이 방지기 때문이다. 이는 다음 쥐의 간암 세포를 대상으로 암 유발 유전자인 MYC 유전자의 작동과 활동 중지에 따라 암 세포가 휴면에 들어가는지 여부가 결정됨을 입증한 실험 결과를 보면 좀 더 쉽게 이해가 된다.

MYC 유전자가 '작동', '활동 중지'에 따라 쥐의 간 세포가 암 조직이 되느냐 정상 조직이 되느냐가 정해진다. MYC 유전자가 발현되면 쥐의 간 세포는 암 조직이 되고, 발현이 정지되면 정상 조직이 된다. 즉 유전자의 발현 여부에 따라 종양 휴면이 결정되는 것이다.

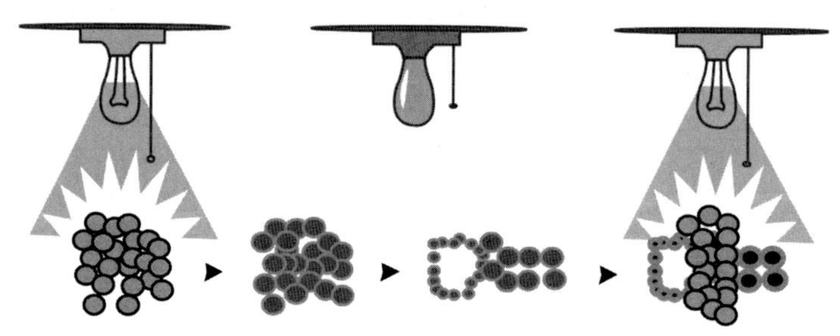

종양 휴면요법과 한방 치료

전통적인 서양 의학의 암 치료 목표는 몸 안에 있는 모든 종양 세포를 죽이는 것이었다. 이는 이상적이지만 비현실적이다. 따라서 종양 세포수의 감소를 위한 노력보다는 종양 세포로 하여금 면역 감시 기능 아래 있게 함으로써 현실적으로 '임상적 치료'에 도달할 수 있도록 하는 것이 필요하다. 이것이 종양 휴면요법의 기본적인 개념이다.

효과적인 휴면 유도 치료법의 개발은 종양 세포의 성장 조절을 위한 실용적 선택 방법으로 향후 많은 연구가 이루어져야 할 부분이다. 한방에서는 종양 발생의 근본적 원인을 '정(正 : 병에 대항하는 인체의 기운)' 으로 보고, 부정고본(扶正固本 : 병에 대항하는 인체의 기능과 근본적인 자기방어력을 강화시켜주는 치료) 치료법의 연구 개발 필요성을 절감하고 있다. 분화 정도가 불량한 세포가 성숙해지도록 유도하거나 종양 세포로 하여금 휴면 상태로 진입하도록 하는 방향의 연구가 필요하며, 한방 치료를 통한 '암을 가지고 생존할 수 있는 기간 연장' 이 기초가 된 종양 축소 혹은 삶의 질 향상 기전 규명 자원에서 그 해법이 될 수 있을 것이다

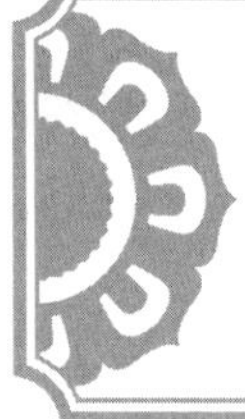

2 암은 어떻게 전이하는가

전이 과정 01

전이는 실제 그렇게 쉽게 일어나는 것이 아니다. 신장암 환자는 하루에 적게는 약 1,000만 개에서 많게는 10억 개의 암 세포가 혈액 속으로 떨어져 나간다. 그런데도 20% 정도의 환자에게는 30개월 후에도 새로운 암이 자란다는 아무런 근거를 찾아볼 수 없다. 동물에 유발된 암도 오직 일부만이 전이암을 만든다. 그 이유는 암 세포가 떠돌아다니는 환자의 혈액이 암 세포에 좋은 환경을 만들어주지 않기 때문이다. 즉 우리 몸은 스스로 생명을 지키려고 하는 면역 세포가 있어 암 세포를 잡아먹기 때문이다. 그러므로 면역 기능을 높이는 것은 암의 전이를 막는 중요한 요소 중의 하나가 된다.

　전이성 암종은 다음과 같은 단계를 거쳐 발생한다. 암 자체가 그렇듯이 전이 과정 역시 복잡하며 아직 명확히 밝혀지지 않고 있으며, 수많은 요소가 전이 과정에 관여한다.

- 암 세포들이 최초의 암 덩어리에서 떨어져나와 혈관의 기저막을 뚫고 들어가 혈액 속으로 침입한다.
- 혈관 속으로 들어간 암 세포는 면역 세포의 공격과 기타 암 세포에 불리한 환경들을 이겨내야 살아남게 된다.
- 돌아다니던 암 세포는 새로운 전이 장소가 될 장기의 혈관벽에 붙는다.
- 정착한 암 세포들은 떠돌아다니던 혈관을 떠나 새로운 전이 장소가 될 장기의 혈관벽 기저막을 뚫고 들어간다.
- 암 세포는 새로운 장소에서 분열, 증식하고 새로운 암종은 혈관을 만들어 성장한다.

　이상은 혈행성 전이 과정을 설명한 것이지만 림프성 전이 역시 비슷한 과정을 거친다.

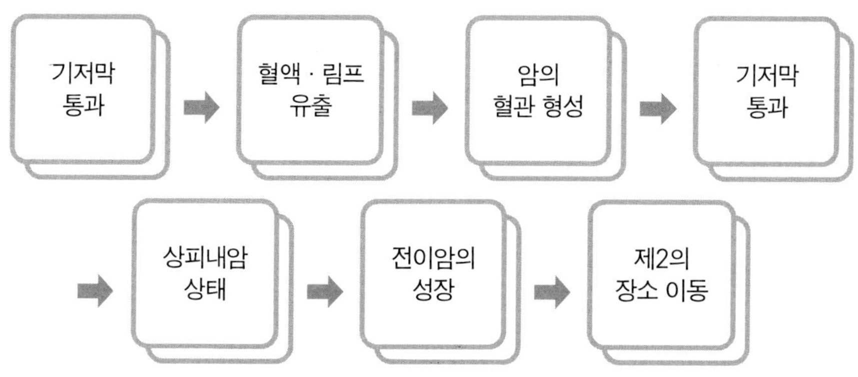

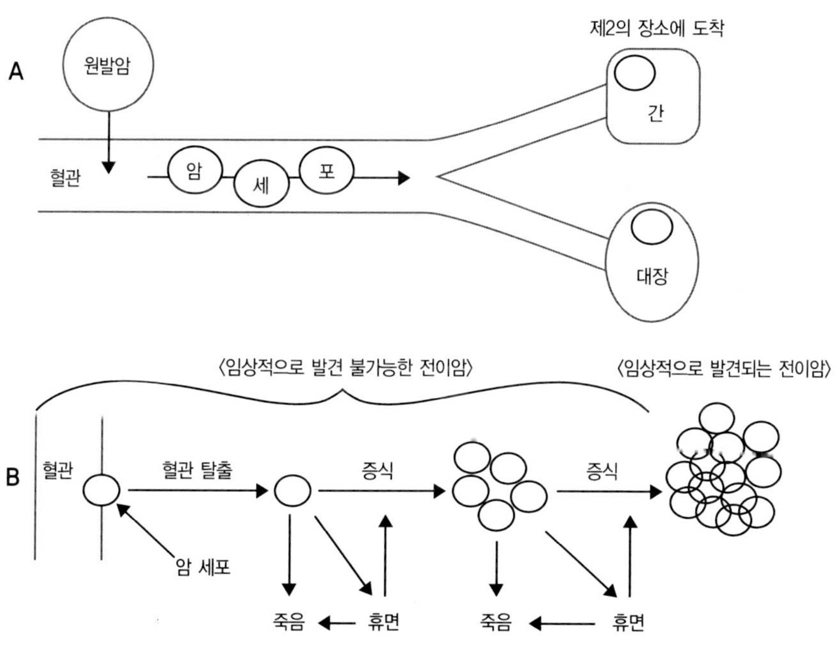

A : 정상적인 전이 경로   B : 임상적으로 발견될 때까지 전이암의 휴면과 증식 반복 상태

종양의 전이 경로

악성 종양의 가장 중요한 습성은 '전이'다. 모든 암이 초기에는 주변 조직으로 확산하는데 암은 피막을 형성하지 않는 특징이 있다. 암의 확산은 주로 침윤으로 이루어지고, 주위 구조물들을 파괴한다. 어느 정도 기간이 경과한 후에 암은 다음과 같은 경로를 따라 먼 곳(원격 장기)으로 전이한다.

림프성 전이

이 경로의 전이가 가장 흔하다. 암 세포는 인접한 림프관을 쉽게 침범한다. 암 세포 집단은 림프 내에서 색전(혈관 속에 유기 물질이 침착되어 관의 일부가 막히는 현상 또는 그 원인이 되는 물질)을 형성하여 국소 림프절에 운반된다. 암 세포의 색전이 처음에는 국소 림프절의 피막하 림프동을 침범하고 점차 림프절의 피질과 수질을 차례로 침범한다. 암 세포는 계속해서 수출 림프를 통하여 또 다른 림프절에 전이한다. 침범된 림프절은 커지고, 단단해지며, 백색으로 변한다.

림프나 림프동에 있는 암 세포 색전은 대개 현미경으로만 관찰될 수 있는 작은 병소이다. 따라서 수술 시 육안으로 발견되지 못하는 경우가 많고, 제거되지 못하는 경우가 허다하여 빈번하게 재발한다. 림프성 전이는 대체로 림프액의 흐름에 따라 연속적으로 일어난다. 자궁암은 우선 자궁 주위에 있는 림프에 암 세포 색전을 형성하고, 장골 림프절과 대동맥 림프절을 차례로 침범한다.

또한 위장관의 암은 흔히 장간막 림프절에 전이하고, 여기에서 흉관을 따라 암 세포 색전이 전파하여 상쇄골 림프절에 전이한다. 커진 쇄골상 림프절을 생검하여 암종의 전이가 먼저 확인된 후에 위장의 원발암이 발견되는 경우도 있다.

혈행성 전이

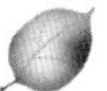 발생 과정

동맥벽의 근육층은 두껍고 외탄력판이 있어서 암 세포의 침범이 어렵다. 그러나 암 병소 주위 정맥은 쉽게 침범될 수 있다. 암 세포는 정맥 벽을 관통하여 내막에 도달한다. 암 세포로 침범된 혈관의 내막 표면에 혈전이 형성되고, 이 혈전이 얼마 동안 더 이상 암 세포가 전파되는 것을 방지해준다. 그런데 혈전 내에서 종양 세포도 같이 자라서 종양성 혈전을 만들고, 혈전의 표면에 섬유소가 침착하여 혈전은 점점 커진다. 종양성 혈전이 부스러져서 종양성 색전이 되고, 색전은 점점 큰 정맥으로 유입되어 결국 우심방과 우심실에 도달한다. 그 후 이들은 폐동맥을 따라 좌우 폐에 운반되고 여러 곳에 암의 전이 병소(다발성 전이소)를 형성한다.

종양성 색전의 귀착지

종양성 색전의 귀착지는 침범된 혈관에 따라 상이하다. 문정맥계를 침범한 색전은 간장으로 운반된다. 위장관에서 원발한 암들은 장간막 정맥을 잘 침범하고, 장간막 정맥의 혈전과 여기에서 분리된 색전이 문정맥을 통하여 결국 간장으로 운반된다. 간장은 전이암이 매우 빈번하게 관찰되는 장기이고, 전이암의 성장에 적절하고 비옥한 토양 역할을 한다. 전신 정맥계를 침범한 종양성 색전은 전술한 바와 같이 폐로 운반되고 좌우 폐에 다발성 전이소를 만든다. 폐는 원발성 암종도 많이 발생하는 장기지만, 전이암이 더 빈번하게 관찰되는 장기이기도 하다.

폐정맥계는 폐에 원발하는 암이 흔히 침범한다. 폐에 원발하는 암의 대다수는 기관지 기원성 암종이다. 기관지 기원성 암종은 인접한 정맥을 침범하고, 종양성 색전이 폐정맥을 통하여 좌심방과 좌심실에 운반된다. 심장을 떠난 종양성 색전은 대동맥을 거쳐 전신 순환으로 전파된다. 전신 순환계를 침범한 종양 색전은 흔히 부신, 뇌, 간, 골격 등에 전이한다.

직접 또는 접촉 전이

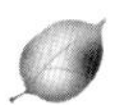 직접 전이의 발생 경로

직접 전이는 내장암이 체강액 내로 직접 침범하여 전파된다. 위장관의 암이 장막을 뚫고, 복강액(복수) 내로 암 세포가 분리 확산된 상태가 바로 이 전이 경로에 의한 것이다.

복수 내에 떠다니는 암 세포는 복막의 여러 곳에 직접 부착하여 착상하게 된다. 이후 복강 내에 좁쌀 크기의 작고 무수한 암 세포의 파송을 관찰될 수 있디. 육안으로 이 전이암 병소는 속립성 결핵 결절과 유사하게 보인다. 전이암 병소의 유착으로 장 폐쇄가 초래될 수도 있다.

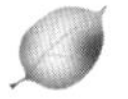 접촉 전이의 발생 경로

외과 수술 시 절제용 칼에 묻은 암 세포가 절개 부위에 이식된 경우나 점막 표면을 덮고 있는 상피의 암종이 하방에 위치한 분비선을 침범하는 경우가 여기에 해당한다. 자궁 경부의 상피 내 편평 세포 암종이 자궁 경부의 선상피 내로 잘 확산하는데, 이런 전이 방법을 특히 '상피 내 확산'이라고 한다.

성공적인 전이를 위한 3가지 필수 요건 

암 전이 과정은 신도시 형성 과정과 흡사하다. 신도시가 형성되기 위해서는 주위 도시와 통할 수 있는 도로를 반드시 만들어야 한다. 산이 있으면 터널을 뚫어 도로를 만들고 아파트가 들어설 자리를 평탄하게 하는 등의 토지 정비 작업을 해야 한다. 암 세포도 마찬가지로 다른 먼 곳에 새 둥지를 틀기 위해서는 우선 자기가 있는 곳을 떠나 장벽을 뚫고 길을 내면서 가고, 정착할 곳이 있으면 터를 잡고 갖가지 필요한 것을 마련한다.

암 세포가 원래 발생한 곳으로부터 먼 곳으로 전이하기 위해서는 다음에 나오는 3가지 조건을 모두 만족해야만 한다. 만일 이런 조건들 중 한 가지라도 충족되지 않으면 전이를 성공할 수 없다. 따라서 임상에서는 각 조건을 억제할 수 있는 약물의 적절한 배합을 통해 전이 과정을 차단할 수 있을 것이다.

길 닦기 작업

전이 과정 중에는 암이 스스로 혈관을 만들어가는 '혈관 형성'이라고 하는 단계가 있다. 암 세포는 먼 길을 떠나기에 앞서 우선 자기가 나아가야 할 길을 닦는데 이것을 종양의 새로운 혈관 형성 즉 신생 혈관 형성이라고 한다. 암 세포는 자기가 닦아 놓은 길을 따라 멀리 다른 장기에까지 가서 새로운 둥지를 틀고 그들만의 새로운 정착촌을 만든다.

터널 뚫기 작업

서울에서 부산까지 가다보면 여러 개의 터널을 지나가야 한다. 이런 터널은 가능한 한 직선 거리를 확보해서 빨리 목적지에 도달하기 위해서 파 놓은 굴이다. 암 세포도 어느 한 곳에서 다른 곳으로 가기 위해서는 반드시 고속도로 위의 터널처럼 뚫어야 하는 장벽이 있다. 이것을 암 세포의 기질 분해 과정이라고 부른다. 즉 세포 외벽을 뚫는 것은 암 세포가 목적지 도착을 위해서 반드시 거쳐야 하는 필수 관문이다.

정착지 정지 작업

　신도시 건설을 위해서는 부지를 매입하고 정지 작업을 하면서 주거지로서 최적의 환경을 만들기 위해 최선을 다한다. 암 세포도 새로운 장소로 이동하면 거기서 주위 조직과 긴밀히 연합함으로써 자신에게 가장 바람직한 환경 조성을 하려고 한다. 이 단계를 전이 과정 중에서는 주위 조직과의 밀착 관계라고 한다.

# 04 암은 왜 신속하게 확산되고 전이되는가

암은 매우 빨리 다른 장기로 확산되는 성향이 있다. 이는 암의 성장 방식과 암 세포의 특징과 관련이 있으며 그 원인은 다음과 같다.

첫째, 암 세포는 빠른 속도로 증가한다. 따라서 그 공간이 급속히 세포들로 가득 차서 주변 조직으로 확산된다.

둘째, 암 세포의 표면에는 화학물질 및 결합구조의 특수성이 있다. 이는 세포 간의 접착력을 떨어뜨려 널리 퍼지는 조건을 만든다.

셋째, 암 세포는 특수한 물질을 분비함으로써 주변 조직을 용해 또는 파괴하여 암 세포가 확산, 전이하는 경로를 만든다.

넷째, 암 세포는 일정의 혈전을 형성하는 특수물질을 함유하고 있는데, 이는 암 세포가 혈관으로 진입 후 혈관 벽 혹은 기타 부위에 달라붙어 계속 성장하여 혈행성 전이를 이루는 기초가 된다.

이상과 같이 언급한 것 외에 아직까지 알려지지 않은 원인들이 있으며, 이러한 요인은 상보적으로 관련이 있다. 일반적으로 말하자면 암 세포의 분화는 전이의 발생을 빠르게 하고 그 범주를 넓게 하며 악성 정도를 높인다.

암 세포마다 좋아하는 전이 장소가 있다

전이는 우연이 아니다

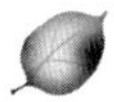 미세 환경에 따라 전이한다

1889년 스테판 파젯은 735명의 유방암 환자를 부검해본 결과 전이는 우연히 일어나는 것이 아니라는 사실을 알게 되었다. 그는 어떤 특정한 암 세포(종자)는 특정한 장기의 환경(토양)을 선호한다고 했다. 이것이 곧 종자와 토양설이다. 종자와 토양설의 원리는 다음과 같다.

암 덩어리는 생물학적으로 서로 다른 암 세포들로 이루어져 있다. 즉 새로운 혈관을 만들 수 있고 다른 장기로 뚫고 들어가서 전이할 수 있는 각각 다른 성질과 능력을 가진 세포들로 구성

되어 있다.

전이란 이런 다양한 성질과 능력을 가진 세포들이 선택적으로 그들의 능력을 발휘함으로써 생겨난 산물이다. 전이는 정상 세포로 이루어진 우리 몸의 미세 환경과 다양하면서도 복잡한 생존경쟁 속에서 치열하게 투쟁하여 암 세포가 승리하여 얻은 최종 전리품인 것이다.

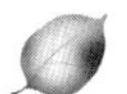 해부학적인 관계로 전이한다

1929년 유잉은 전이의 발생은 전적으로 해부학적인 혈관계의 분포에 따라 일어난다고 주장했다.

1964년 슈가베이커도 인접 장기에 전이하는 것은 해부학적 혹은 기계적인 요소에 의해 이루어지지만 먼 곳으로의 전이는 그와 달리 특별하다고 주장했다. 즉 림프 전이는 림프의 분포에 따라 주위 림프절에 전이하고, 유방암, 전립선암, 폐암은 뼈에 전이하는 반면 대장암은 간이나 림프절에 전이하는 등 장기 특이적인 전이의 방식이 있다고 주장하였다.

전이가 잘되는 장기별 암종

동아일보와 삼성서울병원은 공동으로 1995~2007년 삼성서울병원에서 치료를 받은 위암, 간암, 폐암, 유방암, 자궁경부암, 대장암, 전립선암 등 국내에서 발생 빈도가 높은 7대 암 환자

87,122명을 분석해 암이 어느 장기와 조직으로 전이되는지를 보여주는 '암 전이 지도'를 처음으로 만들었다(동아일보 2008년 4월 3일 보도).

분석 결과 위암은 가까운 복막으로, 전립선암은 뼈로 많이 전이되는 등 암마다 일정한 '전이 유형'이 있고, 특히 위암은 암세포가 가까운 기관일수록 잘 전이되는 것으로 조사됐다. 구체적으로는 암 환자의 24.2%인 21,120명에게서 전이가 발생했다. 전체 전이 건수는 총 31,899건으로, 전이 환자 1인당 평균 1.5건의 전이가 발생했는데 7대 암 중 전이가 가장 많이 발생하는 암은 대장암(34.7%)이며, 전이율이 가장 낮은 암은 전립선암이었다. 암이 가장 잘 전이되는 기관은 폐(20.9%), 뼈(20.7%), 간(19.8%) 등의 순이었고, 전립선, 식도, 췌장 등의 부위는 암 세포가 잘 전이하지 않는 것으로 조사됐다.

현재까지 밝혀진 암 종류별로 전이가 잘되는 장기를 정리해보면 다음과 같다.

🍅 폐로 전이가 잘되는 암 : 유방암, 대장암, 전립선암, 신장암, 갑상선암, 위암, 자궁경부암, 직장암, 골육종, 피부암(흑색소종), 난소암

🍅 간에 전이가 잘되는 암 : 폐암, 유방암, 대장암, 췌장암, 난소암, 위암

🍅 뼈로 전이가 잘되는 암 : 유방암, 폐암, 전립선암, 신장암,

 뇌로 전이가 잘되는 암 : 유방암, 폐암, 피부암(흑색소종), 백혈병, 악성 림프종

암종별로 전이가 잘되는 장기 및 부위

암은 각각의 생물학적 특성을 가지고 있어서 전이를 잘하는 암과 잘하지 않는 암이 있다. 기저세포암, 머리에 생긴 악성 교질세포종 및 잘 분화된 섬유육종 등은 국소침윤만 하고 먼 곳으로 전이하지 않는다. 또한 근육, 피부, 흉선, 비장에 생긴 종양은 전이하는 확률이 대단히 낮다. 반대로 악성 흑색소종, 폐암, 유방암, 대장암 등은 광범위하게 혹은 조기에 먼 곳으로 전이하는 경향이 있다. 갑상선 여포형 선암은 조기에 먼 곳으로 전이하며, 여성의 경우 유방암, 위암, 대장암, 직장암 등이 조기에 양측 난소에 전이하기 쉽다.

암 환자의 시체를 해부해서 나타나는 암의 전이 소견을 정리해보면 다음 표와 같다.

원발암	주요 전이 장기
유방암	림프절(겨드랑이), 폐, 뼈, 간, 뇌
대장직장암	림프절(장), 간, 폐, 뼈
폐암	림프절(폐), 반대쪽 폐, 부신, 간, 뼈, 뇌
위암	림프절(복부), 간, 양쪽 폐, 뇌
난소암	림프절(골반), 간, 폐
식도암	간, 폐, 뼈, 부신, 복강, 신장
췌장암	림프절(복강), 간, 폐, 뼈, 뇌
전립선암	림프절(골반), 뼈, 폐, 간
갑상선암	림프절(목), 양쪽 폐, 간, 뼈
신장암	림프절(신장), 폐, 뼈, 간, 뇌, 피부
연조직 육종	양쪽 폐, 림프절, 뇌

　내용을 좀 더 보충하면 신장암은 폐, 뼈, 부신으로 전이하기 쉽고, 위장관암은 간으로, 대장암은 간, 폐, 뼈, 뇌로, 악성흑색소종은 폐, 간, 뇌, 뼈로, 전립선암은 뼈로, 폐의 소세포암은 뇌, 간, 골수로, 피부암은 간, 뇌, 장으로, 신경아세포종은 간, 부신으로, 유방암은 뼈, 뇌, 부신, 폐, 간으로, 갑상선암은 뼈, 폐로 전이하는 경향이 있다.

3 전이, 어떻게 알 수 있나

전이와 재발을 예측하는 검사

현재 MRI나 CT, PET 등과 같은 첨단 의료기기를 이용해 찾을 수 있는 암 세포의 최소 크기는 고작 1cm 정도이다. 그나마 어느 한 곳에 암이 있는 것 같을 때 그 부분만을 집중적으로 검사해야만 겨우 찾을 수 있다.

크기가 1cm 정도인 암을 조기암이라 부르는데, 조기암은 대부분 완치할 수 있다. 만일 이러한 조기암을 발견할 수 있는 획기적인 암 검사법이 개발된다면 암으로 생겨나는 사망자를 현재의 10분의 1 이하로 줄일 수 있다. 아무튼 전이는 검사로 발견하기가 힘들고 오히려 자각 증상으로 발견되는 경우가 많은 것이 사실이다.

종양표지 인자의 측정

암의 전이나 예후를 관찰하기 위해서는 종양마커라는 종양표지 인자 검사가 유용하다. 종양마커라는 것은 암 세포가 증식해 가는 과정에서 저절로 산출하는 물질로 일종의 암 찌꺼기라고도 할 수 있는데 이것을 발견하면 암의 진단 및 전이, 재발의 지표로 활용할 수 있다.

종양표지 인자는 다음과 같은 임상적 유용성을 가진다.

- 일반 인구 집단에서 악성 종양 선별
- 증상을 보이는 환자의 감별 진단
- 악성 종양의 임상적 병기 결정
- 종양의 크기 추정
- 종양 진행에 따른 예후 판정 : 정량화와 반감기 이용
- 암 치료에 대한 성공 여부 평가
- 치료에 대한 반응도 추적
- 재발 여부 판단
- 악성 종양의 특성 결정

종양표지 인자의 분류와 의의

각각의 종양별로 이들을 추적할 수 있는 종양표지 인자라는 것이 있다. 예를 들어 간세포암은 알파페토프로테인이라는 표지

인자를 사용하는데 이는 구조상 알부민과 상동성이 높으며 태생기에 순환하는 주요 단백질로 간염이나 간경변증 같은 양성 질환에서도 증가하고(95%에서 200 μg/L 이상) 비임신 상태에서 1,000 μg/L 이상이면 암이라고 할 수 있다.

알파페토프로테인은 선별 검사로 매우 적합한 종목이며 간세포암에서 예후 판정, 치료 경과 및 임상상의 결정에 유용하다.

대장암에는 종양배아항원이라는 표지 인자를 사용하는데 이는 종양 침투 및 전이에 관계하는 물질로 알려져 있으며 대장직장암에 특이하며 민감하다고 보고되고 있다. 이는 대장직장암(70%), 췌장암(55%), 유방암(40%), 간암(45%), 폐암(45%), 자궁암(40%), 난소암(25%) 등 대부분의 종양에서 상승하며 간에 전이된 암종에서도 상승한다.

또 간경변(45%), 폐기종(30%), 직장용종(5%), 양성 유방 질환(15%), 궤양성대장염(15%) 등 양성 질환에서도 흔히 상승한다. 종양배아항원은 대장암의 병기 결정, 전이 유무의 판단, 전이된 유방암의 감시, 폐와 골에 전이된 종양을 검색하는 데 유용하다.

각종 암의 종양표지 인자를 종양별로 분류해보면 다음과 같다.

종양		종양표지 인자
신경아세포종		NSE
갑상선골양암		Calcitonin, CEA
폐암	편평상피암	SCC
	선암	CEA
	소세포암	NSE
	대세포암	ACTH
간세포암		AFP
유방암		CA15-3
위암		CEA
식도암		SCC, CEA
췌장암		CA 19-9
담도암		CA 19-9
신장암		SLX
대장직장암		CEA
자궁경부암		SCC
난소암		CA 125
전립선암		PSA
고환종양		β-hCG
골육종		ALP
백혈병, 악성림프종		Ferritin, CEA, β2-MG
융모막상피암		hCG
내분비 종양		각종 호르몬

특이 효소 측정을 통한 재발과 전이 예측

유방암은 수술해도 재발한다든지 뼈와 폐로 전이할 위험이 있다. 물론 진행도나 림프절 전이로 재발 위험을 예측하지만 조기 암인 경우이나 림프절 전이가 없는 경우라도 절대로 재발하지 않는다고 할 수 없기 때문에 실제 재발하는 경우는 20~30%뿐이지만 대부분 항암제를 사용한다.

이런 문제점에 착안해 오사카 의대 종양외과 지영일 교수팀은 환자의 수술 후 전이 가능성 여부를 뚜렷이 분별해줄 수 있는 새로운 지표로서 암 조직이 가지는 특수한 효소인 uPA, tPA, PAI-1에 주목했다.

연구팀이 1990년 이후 오사카 의대와 국립 오사카병원, 오사카 부립 성인병센터에서 수술한 환자와 유방암 환자 265명의 암 조직 각 효소량을 측정해 연구 시점까지 재발한 환자와 재발하지 않은 환자를 비교한 결과 재발한 환자는 uPA와 PAI-1의 양이 많고 tPA의 양이 적었으며, 재발하지 않은 환자는 그 반대였다고 한다.

그러므로 수술할 때 각 효소의 양을 측정해보면 재발 또는 전이 가능성이 높아서 위험한 사람과 반대로 안전한 사람을 구분할 수 있다.

uPA와 PAI-1의 양을 낮추고 tPA의 양을 높일 수 있으면 이런 약물들은 암의 전이와 재발을 억제할 수 있다. 한방에는 말초미세순환을 개선시켜주는 활혈화어 작용을 하는 약물 중에 많다고 알려져 있다.

암 세포 유무를 알아내는 검사

한 번의 채혈로 모든 종류의 암을, 암 덩어리가 채 생기기도 전에 발견하는 기적과 같은 검사법이 있을까?

최근에는 미국에서 개발된 AMAS(혈청항암항체검사법)란 암 검사프로그램이 소개되고 있는데, 이는 미국 하버드대학과 보스턴대학, 코넬대학 의대교수를 역임했고 현재 뉴욕대학 의대교수로 재직하고 있는 새뮤얼 보고시 박사가 개발한 것이다. 이 검사법을 사용하면 비록 암이 있는 위치를 알아낼 수는 없지만 암 세포에 대한 항체를 측정함으로써 암 세포의 존재 유무를 판정할 수 있다. 발표에 의하면 첫 검사 시 95%, 재검사 시 99%의 정확도로 조기암을 진단할 수 있으며, 암 세포 크기가 1mm만 되도 발견할 수 있다고 한다.

# 부위별 전이 신호

전이 부위별로 증상을 통해 알 수 있는 신호로는 다음과 같은 것이 있다.

골 전이

일반적으로 많이 나타나는 전이 양상이다. 각종 유형의 골 전이는 통증을 유발한다. 예를 들면 뼈의 격심한 통증, 국소의 압박성 통증, 활동력 감소 등이다. 두개골 바닥의 골 전이는 뇌내 신경을 압박하므로 압박 부위에 상응하는 감각 이상이나 마비 현상이 나타난다.

흉수, 복수

흉수(가슴 안쪽에 물이 차는 병증)와 복수(배 속에 장액성 액체가 괴는 병증)는 유방암 환자의 경우에 많이 발견된다. 흉수와 복수는 환자의 생활의 질을 급격히 떨어뜨리는 영향 외에도 단기간에 병이 신속히 진행되어 불행한 결과를 초래하기도 한다.

흉수의 증상으로는 호흡 곤란, 기침과 흉통 등이 있다. 심막액이 생기면 숨이 가빠지거나 기침이 나오거나 장시간 누워 있지 못하는 등의 증상이 생긴다. 복수 환자는 복부의 포만감이나 식욕 감퇴 혹은 신체 활동 후 현저한 호흡 곤란 등의 증상이 나타난다.

뇌 전이

뇌 전이 증상으로는 극렬한 두통이 대표적이다. 다음으로는 오심, 구토, 행동 변화와 정신 상태 이상 등이 발생할 수 있다.

폐 전이

폐 전이는 초기에는 증상이 없다. 다만, X선 등 검사에서 단발성 혹은 다발성 종괴가 발견되는데 일반적으로는 양쪽 폐 모두에 발견되는 경우가 대부분이다.

전이가 되고 나서 오랜 시간이 흐른 후에야 비로소 흉통이나

마른기침, 객혈 등의 증상이 발견되며 어떤 경우는 흉수가 나타
나기도 한다.

간 전이

말기 환자에게 비교적 많이 발견된다. 환자가 간 부위의 통증
을 호소하든지 간이 커져 있거나 간 기능이 떨어지거나 황달, 복
수 등의 증상이 나타나면 이미 전신 전이를 동반한 경우가 많다.

전이를 예고하는 증상들 

전이를 예고하는 대표적인 증상들로는 다음과 같은 것이 있다.

막히는 증상

몸 안의 어떤 부위든 비어 있는 관강 장기에 암이 생겨서 성장한다면 그 빈 공간에 이상이 생길 것이다. 일단 협착이 생기고 심해지면 막히게 된다.

임상적으로 나타나는 각종 증상은 다음과 같다.

식도 내에 종양이 증가하면 음식이 내려갈 때 걸리거나 심하면 잘 내려가지 못해 입으로 올라올 것이다. 담도에 있는 암이

커지면 폐색성 황달이 와서 전신
이 노랗게 변하며, 비강, 즉 콧
속의 종양이 커지면 코가
막혀 숨쉬기가 불편해지
므로 입으로 숨을 쉬게
된다.

　장에 있는 종양이 커지
면 장이 좁아지거나 막혀 배변
장애가 온다. 기관지벽 또는 폐의 종양이 커
지면 기관지가 좁아지거나 막혀 숨이 가쁘거나 호흡 곤란 등의
증상이 나타나고, 방광의 종양이 커지면 방광의 삼각구가 막혀
배뇨 곤란이 온다.

압박 증상

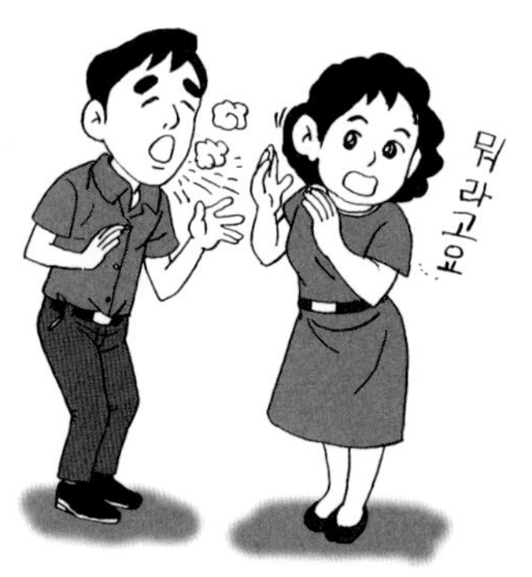

어떤 종양이든지 몸 안의 종양이
커지면 종양 주위의 장기를 직
접 압박하므로 조직 기능에 변
화를 초래한다.

흉강의 종격동암이 커지면 상대정
맥과 심장이 압박을 받아 정맥노창
(간문맥압이 높아져서 복부에 정맥이 두

드러지는 현상)이 생기고, 혈액 공급에 부족 현상이 생겨서 심허 혈 혹은 산소 부족을 일으킨다.

기관과 후두의 암이 커지면 기관과 인후부 신경을 압박하므로 숨이 가쁘거나 목이 쉬기도 하며 말을 해도 소리가 나오지 않는 현상이 생기기도 한다. 복막 뒤에 있는 종양과 전립선 종양이 커지면 수뇨관을 압박하므로 소변이 잘 나오지 않거나 혹은 무뇨증이 생긴다.

체중 감소

암 환자의 경우 체중 감소는 흔히 나타나는 전신 증상 중 하나이다. 환자가 치료 과정을 다 마치고 나면 체중은 다시 원상회복된다. 그러나 오랜 기간이 지났는데도 원인을 모르게 체중이 계속 떨어지면 마땅히 암의 전이 유무를 검사해보아야 한다.

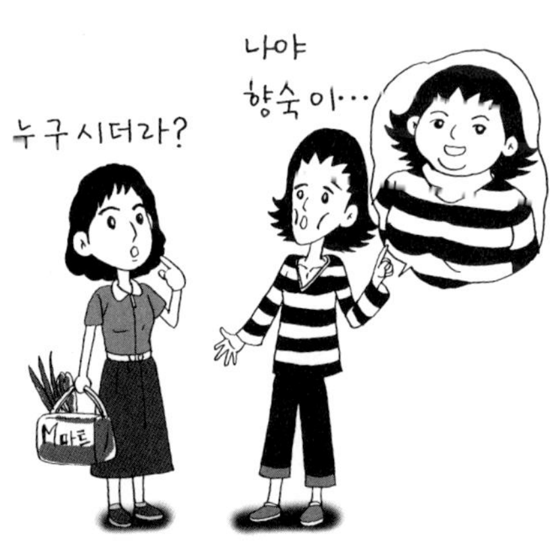

림프절 종대

치료 과정을 다 마치고 나면 환자 스스로 몸 각 부위의 림프절 종대 여부를 세밀히 관찰해야 한다. 특히 목, 아래턱, 쇄골오목 그리고 겨드랑이나 서혜부 림프관은 암 전이의 중요한 길목이 된다.

출혈

출혈은 암 환자에게 흔히 나타나는 증상 중 하나이다. 암 덩어리가 괴사 되면 종종 국소적인 소량 출혈이 있을 수 있다. 그러나 만약 암이 주위 혈관을 침범한 것이라면 심한 출혈이 나타날 수도 있다. 흔히 볼 수 있는 증상으로는 토혈, 흑변, 질 출혈, 요도 출혈, 코피, 피 섞인 가래 등이 있다.

통증

암 환자의 경우 전이 부위가 있으면 명확하게 통증이 오는 경우가 많다. 일반적으로 통증을 강하게 호소하는 종양은 골 전이다. 암이 직접 신경 조직을 침범하거나 비교적 큰 종양이 체내 장기를 압박해도 통증이 발생한다.

발열

암 환자에게는 정도는 다르지만 모두 어느 정도의 발열 현상이 존재한다. 이것을 임상적으로는 '종양 발열'이라고 부른다. 종양 조직의 괴사, 종양의 복강신경총 침입, 종양 대사물질의 혈액 내 유입, 종양의 뇌 전이 등은 모두 발열을 초래할 수 있다.

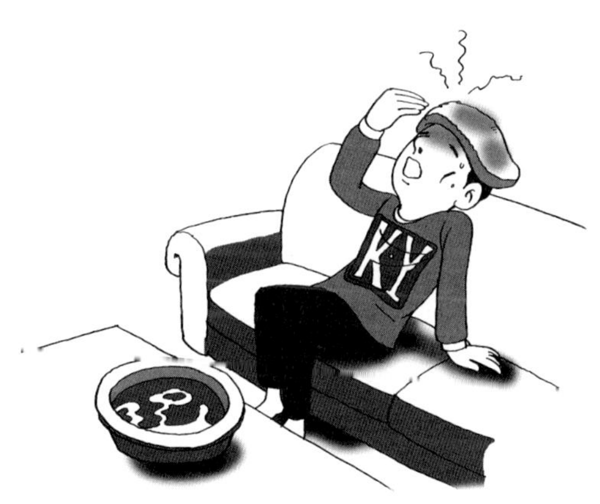

3장

전이 예방을 위한 전략
— 서양 의학과 한방 병용 치료

수술과 전이 예방

수술 후에는 항혈관 면역 복합요법이 필요하다

수술은 암 환자에게 필요하지만 위험을 주는 치료 방법이기도 하다. 일반적으로 널리 알려진 수술 부작용은 식욕 부진, 감염 그리고 면역 기능 저하이다. 그러나 환자에게 가장 치명적인 부작용은 원발암을 제거하고 난 후에 전이되어 있던 부위의 암 전이가 더 촉발될 수 있다는 것이다.

우리 몸 안에 있는 모든 조직은 머리카락보다도 더 가는 모세혈관으로부터 혈액을 공급받는다. 그 모세혈관을 통해서 영양소와 산소 그리고 다양한 신호를 알리는 분자들이 세포로 퍼져 나간다. 이런 기전들은 질병과 싸우기도 하면서 우리 몸이 건강을 유지할 수 있도록 한다.

암은 처음에는 혈관 순환계를 가지지 않은 상태로 생겨난다. 따라서 초기 단계의 암은 혈관보다는 주변 조직에서 퍼져온 약간의 영양분으로만 생존해간다. 그러다가 갑자기 건강한 조직을 자극해 수천 개의 혈관을 생성하여 성장해간다. 따라서 이러한 혈관 공급을 끊을 수 있다면 암 세포는 줄어들거나 죽게 될 것이다.

전이되어 있던 암 세포가 자라기 위해서는 산소와 영양분이 필요한데, 원발암을 제거하면 숨어 있던 전이암 세포들이 새로운 혈관을 만드는 물질을 분비하여 그들 스스로 혈관을 만들고 이를 통해 영양 공급을 받아 성장한다.

일단 외과적으로 원발암이 제거되면 엔도스태틴과 안지오스태틴이라고 하는 혈관 형성을 억제하는 물질이 급격히 감소하는 결과 전이되어 숨어 있던 암 세포들이 빠르게 성장한다. 엔도스태틴이나 안지오스태틴과 같은 약물은 임상 시험 단계에 있고, 기타 신생 혈관 억제 약물 역시 개발 중에 있다.

또한 수술은 암 환자의 면역 기능을 떨어뜨린다. 그 결과 전이되어 숨어 있던 암 세포들을 감시하고 죽일 수 있는 능력이 떨어져 잠자던 암 세포들이 급속히 자란다. 장기적으로 볼 때 단독 암 수술은 암 치료의 실패를 야기한다.

수술은 암 치료의 끝이 아니라 시작에 지나지 않는다. 따라서 수술 후에는 암 치료의 최종 목표인 전이 재발을 막기 위해 혈관 형성을 억제하는 신생 혈관 억제 약물과 면역 기능을 향상시키는 면역 증진 약물을 동시에 사용해야 한다.

수술과 전이 재발

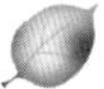 암과 수술

"당신은 다행히 초기에 암을 발견했고 암을 깨끗이 잘라냈으니 항암 치료나 방사선 치료도 필요 없습니다. 이제부터 아무런 걱정 없이 사십시오"라고 판정을 받은 사람이 6개월 후 재발과 전이가 되어 오는 경우도 종종 발생한다.

암 수술에는 3가지가 있다.

첫째는 완치를 기대하는 근치 수술이다. 이는 암이 국소 및 부근 림프절까지만 퍼졌을 때 가능하다.

둘째는 환자의 생명을 연장하거나 생활의 질적 개선을 위하여 하는 고식적 수술이다.

셋째는 항암 치료 등 다른 치료법의 효과를 높여주기 위해 큰 암 세포 덩어리를 제거해주는 암 세포 감소 수술이다.

수술은 암이 아직 국소에 머물러 있는 경우에 효과적이며 다음과 같은 경우는 할 수 없다.

🥕 뇌, 심장, 간장, 폐, 신장 기능이 좋지 않거나 감염으로 열이 심한 환자

🥕 암으로 악액질, 심한 빈혈, 흉수, 복수, 탈수, 전해질 이상자로서 교정이 불가능한 환자

🥕 암이 전신 혹은 2개 이상의 장기에 전이되어 있는 경우나 백혈병, 악성림프종, 다발성 골수종 등 전신성 종양인 경우

🥕 암이 국소 혹은 전체에 광범위하게 침윤, 고정되어 있는 환자

🥕 수술로 절제가 곤란한 암, 예를 들면 비강암, 식도 상단암, 설근암

🥕 쉽게 전이하는 암, 예를 들면 폐의 미분화 소세포암

🥕 주위로 침윤이 고정되고 경계선이 명확하지 않아 수술하여도 깨끗이 절제할 수 없는 췌장암, 편도선암

🌰 수술 후에는 면역력이 떨어진다

수술 후 어딘가에 숨어 있던 암이 갑자기 커지는 경우가 있다. 예를 들어 위암 수술을 한 후 갑자기 폐에 커다란 종양이 생기는 것 등이다. 과연 남아 있던 암 세포는 첫 번째 암 수술로 어떤 영향을 받은 것일까?

보통 생체는 여러 가지 세균 등을 이기는 면역 능력을 만들어 두 번 다시 같은 세균에 감염되지 않도록 하고 있는데, 이는 암

의 경우도 마찬가지다. 암의 존재에 수반해서 나타나는 면역을 수반면역이라 한다. 그런데 수술로 암이 없어지면 그동안 있었던 수반면역의 대부분이 소실되어버리기 때문에 생체 어딘가에 남아 있던 암이 오히려 증식하기 쉬워져서 갑자기 커진다.

암의 1차 진료는 대개 수술로 이루어지는데 아무리 수술을 완벽하게 했다 하더라도 이미 암 세포는 주위 조직으로 퍼지거나 미세 전이를 일으킨 경우가 허다하다. 암은 주위 조직으로 퍼지거나 미세 전이된 암 세포에 의해 재발하므로 수술로 암을 치료하는 외과 의사로서는 암 세포를 모조리 없애기 위해 절제 범위를 크게 확대하게 된다. 그러다보니 신체 기능 상실이 상상 이상으로 크고, 설사 살아남는다 해도 환자는 신체 기능 회복이 어려워 고통을 겪는 경우가 많다.

수술을 완벽히 했다 하더라도 미세 전이된 암 세포에 의한 재발 두려움 때문에 환자는 안심할 수 없다. 그래서 수술 후에 항암제 투여나 방사선 치료를 계속해야 하는 것이 일반적인 상식이다.

원발암은 오히려 전이를 억제하는 역할을 한다

암 세포는 모순되게도 혈관 형성 억제 단백질을 만들어낸다. 미국 메사추세스 종합병원의 라케스 제인 박사를 비롯한 연구팀은 세포성장 인자인 TGF-β1이 전이 쓸개암의 신생 혈관 형성을 조절하는 활성을 가지고 있다는 사실을 발견하여 『네이처 의학』에 그 연구 결과를 발표하였다. TGF-β1이 신생 혈관 형성을 억제한다는 그들의 발견은 지금까지 아무도 예상하지 못했던 것이며 신생 혈관 형성의 조절 과정이 매우 복잡함을 보여주는 좋은 보기이다.

원발암을 제거하면 전이가 급속히 진행된다. 원발암은 혈관 형성을 억제하는 물질을 분비하고 있는데 원발암이 제거되어 혈관 형성 억제 작용을 더 이상 할 수 없게 됨으로써 전이가 급속히 이루어지는 것이다. 또한 원발암의 제거는 휴면 상태에 있던 미세 전이의 급속한 성장을 야기하고 암 세포의 자살이 줄어들게 한다.

그 증거는 속속 밝혀지고 있는데 대장암이 간으로 전이된 경우 혈관 밀도를 관찰한 결과가 그 중 하나이다. 대장암 간 전이 환자를 수술로 원발암을 제거한 경우와 수술을 하지 않은 경우로 나누어 원발암의 혈관 밀도를 관찰해본 결과, 수술로 원발암을 제거한 환자의 경우 간에 있는 전이암 내부의 혈관 밀도가 높아져 있던 것을 확인할 수 있었다.

즉 원발암은 전이암의 혈관 형성을 억제함으로써 전이암의 성장을 억제하고 있었고, 원발암을 제거한 환자들의 경우 세포 자살을 유도하는 면역 기능이 현저히 떨어져 있는 사실이 관찰되었다. 이는 다른 한편으로는 수술은 면역 기능까지 떨어뜨린다는 것을 시사한다. 수술 후 전이 재발의 억제를 위해서는 수술 후 면역력을 높여주는 한방 치료, 즉 항혈관 면역 복합 치료가 반드시 필요하다.

수술 후의 미세암 세포

암을 치료하기 힘든 가장 큰 원인은 암 세포의 '전이' 때문이다. 비록 수술을 통해 종양을 제거했다 하더라도 이미 암 세포의 일부가 혈관이나 림프절 등을 타고 다른 장기로 전이되었다면 다른 장기에서 다시 이차 악성 종양을 유발시켜 결국 치료하기 어려운 상태에 이르게 된다. 바로 이것이 암 환자를 죽음으로 이르게 하는 가장 큰 이유이다.

따라서 많은 경우 종양을 제거하는 수술을 할 때 암의 전이 여부를 판단하기 위한 조직 검사를 한다. 왜냐하면 조직 검사 결과 전이 여부와 전이 정도는 수술 후의 적절한 처방과 치료 방법을 마련하는 데 결정적인 도움이 되기 때문이다. 또한 조직 검사 결과를 참고하여 심한 고통이 따르는 불필요한 추가 시술이나 치료를 피할 수 있다.

전이된 암 세포가 작을수록 발견될 확률이 낮으므로 검사 결과가 음성으로 나왔다고 해도 발병 위험을 무시할 수 없다. 이러한 단점 때문에 대부분 경우 '동결절편'에서 음성으로 결과가 나오더라도 따로 림프절을 절개하여 보다 정밀한 분석을 의뢰한다.

하지만 이 방법은 몇 일이 걸리고 전문가의 해석이 필요하며 검사 후 전이가 발견되면 다시 림프절을 절제하기 위해 재수술을 해야 하는 등 환자에게 신체적·정신적 고통과 경제적 부담을 증가시키므로 실용적인 면에서 한계가 있다. 다시 말하면 암 전이 판단을 위한 기존의 조직학적 접근 방법은 단면을 많이 얻어 낸 후 현미경으로 검사하는 것이므로, 환자가 미세 전이를 보유하고 있을 경우 검사의 중복을 피할 수 없으며, 정확성과 신속성에 많은 문제를 지니고 있다고 할 수 있다.

수술 후 80%가 미세 전이다

수술은 가장 오래된 암 치료법이며 현재도 암 치료 방법 중에서 중요한 위치를 차지하고 있다.

암이 넓게 퍼지지 않고 국소적으로만 있을 경우는 수술만으로도 완치할 수 있다. 그러나 환자의 70% 이상이 진단 당시 미세 전이를 동반하고 있다. 따라서 더 좋은 치료 성적을 얻기 위해 수술과 다른 치료 방법(방사선 치료, 항암 약물 치료 등)을 복합하여 사용한다

수술 후 재발의 대부분은 원발암 부위에 있는 미세 전이암에 의한 것이므로 재발 방지와 생명 연장을 위해 보조 항암요법을 사용한다.

수술로 치료한 경우 약 20%의 환자만이 완치되는데, 이는 진

단 시 80%의 환자가 이미 미세 전이가 이루어져 있어 재발하기 때문이다.

방광이행상피암은 높은 미세 전이율로 근치적 방광적출술을 시행하여도 완치율이 만족스럽지 못해 5년 생존율이 50% 내외로 보고되고 있다.

수술 후 면역 기능 향상은 전이 억제에 도움을 준다

면역 증진 작용이 있는 것으로 알려진 여드름 균을 암 세포를 이식한 쥐에 투입한 후 암 세포의 전이 유무를 관찰해 본 결과 여드름 균을 주입한 쥐에게는 암 세포의 전이가 이루어지지 않음이 관찰되었다. 그리고 그 기전은 여드름 균이 대식 세포의 기능을 촉진해서 나타나는 것으로 보고된 바 있다. 이는 면역 증진이 암의 전이를 억제하는 효능이 있다는 것을 반증하는 예라 할 수 있다.

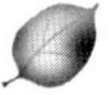 수술 전 한방 치료

서양 의학에서는 수술 전에 행하는 처치를 '네오어쥬반트 (Neoadjuvant)' 즉 선행요법이라고 한다. 이 요법의 목적은 수술 전에 항암 치료나 방사선 치료를 하여 암의 진행을 막거나 진행된 암의 크기를 작게 하여 수술하기 위해서이다. 현재 수술 전 항암 치료는 난소암, 신장암, 식도암, 두경부암, 폐암(특히 소세포

폐암) 등의 경우에 시행되고 있고, 수술 전 방사선 치료를 하는 암으로는 직장암을 들 수 있다. 그러나 이러한 방법은 화학 약물이나 방사선으로 면역 기능이 떨어지는 등 부작용이 발생하는 문제점이 있다.

한방에서도 수술 전에 약물을 투여하는데 이는 종양을 축소하거나 면역 기능을 증진하는 효과가 있다. 서양 의학의 항암제는 암 세포 자체를 죽이는 기능은 강하지만 정상 세포를 손상시킨다는 단점이 있다. 따라서 면역 기능이 저하되는 부작용을 피할 수 없다. 그러나 수술 전에 한방 치료를 병용하면 면역 기능을 유지 또는 강화하고 각종 증상을 개선하여 수술 전 암 세포 수를 줄이는 것은 물론 수술 후 회복을 빠르게 하는 장점이 있다.

수술 전 한방 치료는 단기적으로는 암 세포의 퇴행변성과 괴사 즉 암 세포의 성장을 억제시키는 효과가 있으며, 이러한 작용을 돕는 한방 약물로는 저령, 아담자 등이 있다. 장기적인 효과로는 숙주 세포의 면역력을 증강시켜 지속적으로 항암 치료를 받을 수 있게 도와준다. 이러한 기능을 하는 처방으로는 사군자탕, 팔진탕, 십전대보탕, 육미지황탕 등을 들 수 있다.

🍂 수술 후 한방 치료
● 수술 후 나타나는 각종 증상에 대한 한방 치료

대부분의 암 수술은 주위의 정상 세포까지 잘라내게 되어 환자의 신체적인 건강과 면역 기능계의 약화를 가져온다. 따라서 암 수술 후에는 종양을 제거하는 것 못지않게 환자가 빨리 회복하도록 해야 한다. 이때 한방 치료를 병행하는 것이 가장 적합한 치료라고 할 수 있다.

수술 후에는 한방 치료로 건강 회복을 촉진하고 수술 후에 진행하는 방사선 치료와 화학 치료를 받을 수 있도록 환자의 저항력을 키워주어야 한다. 수술 후 한방 치료는 대개 다음과 같은 증상을 개선하는 데 활용한다.

소화 기능이 떨어지는 경우 : 수술 후에는 마취, 출혈, 수술 상처 등으로 소화 기능이 저하되는 경우가 많다. 특히 소화기 계통의 암을 수술한 후에는 금식이나 위장 계통의 압력 저하로 위장 기능이 약화되어 식욕이 떨어지고 음식을 조금만 섭취해도 더부룩하거나 변비가 생기기도 한다. 이런 경우에는 향부자, 공사인, 당삼, 백출, 복령, 진피, 반하, 감초, 인삼, 황기, 당귀, 맥아, 산사육, 계내금 등을 적절히 사용하면 회복을 빠르게 할 수 있다.

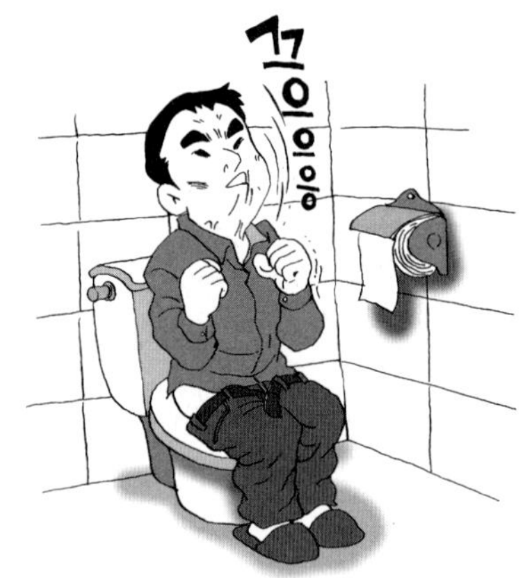

식은땀이 많이 나는 경우 : 수술 후 대부분 환자들은 식은땀(헛땀)이 많이 난다. 심한 경우에는 조금만 움직여도 온몸이 땀으로 젖기도 하는데 이는 수술 후 극도로 체력이 약해지고 심장 기능이 떨어져 피부 모공이 열리기 때문에

나타나는 현상이다. 이러한 경우에는 심장 기능을 촉진시키고 피부와 관련 있는 폐 기능을 보호하는 황기, 방풍, 백출 등 옥병풍산류의 약물과 태자삼, 오미자, 백작약, 부소맥, 용골과 모려분 등이 효과적이다.

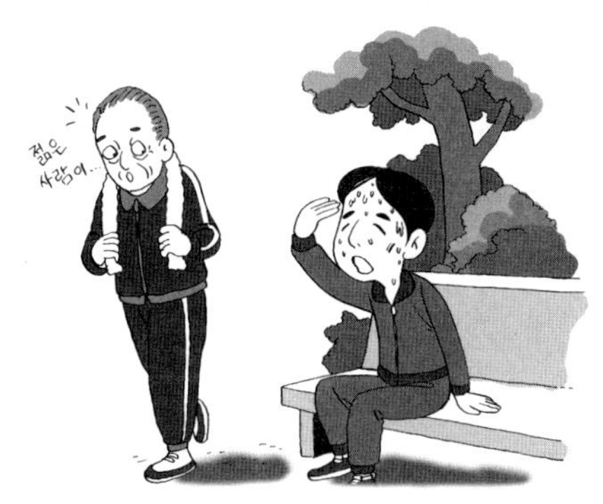

진액손실이 많은 경우 : 수술 후에는 출혈이나 기타 인체 내의 수분 성분이 많이 빠져나가므로 입이 마르거나 혀가 건조해지고 변비가 생기기 쉽다. 이런 경우에는 기운을 돋우며 진액이 생기게 하는 한방 약물을 활용하는데 이러한 약물로는 사삼, 맥문동, 석곡, 천화분, 우주, 길경(도라지)껍질, 죽여, 생지황, 현삼, 태자삼 등이 있다.

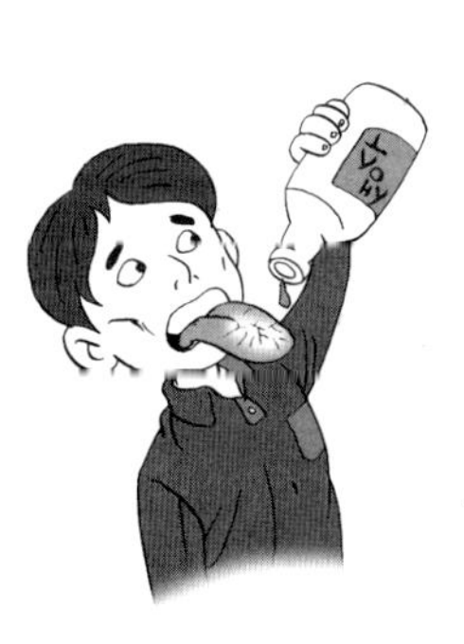

● 수술 후 장기적인 한방 치료

조기암 수술 후 : 임상에서는 흔히 조기 진단으로 암을 제거한 후 정기적으로 검사만 받아오다가 2년 혹은 3년 후에 암이 다른 부위로 전이된 것을 발견해 결국 치료가 불가능하게 된 경우를 많이 접한다. 조기 진단으로 일찍 치료를 시작했는데도 이런 결과가 초래되었을 때는 환자는 물론 의사도 멍하니 정신을 잃게 된다.

한방에서는 조기 진단을 했다 하더라도 최소 1년에서 3년간 지속적으로 한방 약물로 치료하면서 정기적으로 검사를 받도록 권하고 있다. 암 치료에 한방 약물을 광범위하게 사용하고 있는 중국은 조기라고 해도 수술 후 반드시 한방 항암 약물을 최소 1년, 길게는 5년까지 복용하도록 권한다. 조기 진단으로 수술을 한 다음에도 한방과 서양 의학 병용 치료를 지속적으로 시행하면 수술 후 정기적인 검사만을 받는 경우에 비해 전이율도 낮고

▶ 조기암 수술 후 관리 방법 ◀

수술의 종류	서양 의학 관리 방법	문제점	바람직한 관리 방법
조기암으로 암을 완전히 잘라낸 경우	정기 검사	전이와 재발 가능성 높음	3년 이상 면역 기능을 높이고 항암 작용을 하는 한방 약물의 사용으로 전이와 재발을 억제함

생존율 또한 높일 수 있다.

고식적 수술 후 : 암이 어느 정도 진행된 상태에서 최소한 필요한 수술을 한 경우에도 한방 치료가 필요하다. 암이 이미 많이 진행된 경우에는 서양 의학 치료를 한다 해도 근본적인 치료라기보다는 증상의 완화를 위한 치료가 대부분이고, 오히려 면역 기능의 저하 등 각종 부작용이 생겨 생활의 질이 떨어짐은 물론 전이나 재발 등으로 암이 더 신속히 퍼질 수 있다. 그러므로 한방으로 적극적으로 치료하는 것이 더욱 효과적이라고 할 수 있다.

암의 근본적 치료를 위한 수술은 아니지만 임시적으로 생활의 불편함을 감소시키기 위해 고식적 수술을 한 경우에도 소화 기능을 해치지 않는 범위에서 한방 항암 약물로 치료하면서 지속적으로 검사를 하고 환자의 상태를 관찰해야 한다.

▶ 고식적 수술 후 관리 방법 ◀

수술의 종류	서양 의학 관리 방법	문제점	바람직한 관리 방법
이미 진행되어 암을 완전히 잘라내지 못한 경우	항암 화학요법 혹은 방사선 치료	면역 기능 저하와 각종 부작용	● 면역 기능 증강과 부작용 감소 목적의 한방 약물 병용 ● 한방 항암제 사용

● 수술 후의 섭생(식이요법)과 관리

수술 후에는 대부분 환자의 체력이 급격히 떨어진다. 그래서 환자의 체력을 증강하기 위해 동물성 식품인 고기와 곰국, 혹은 개소주 등을 섭취하거나 몸을 보양한다고 하여 무분별하게 한약을 복용하는 경우가 있는데 이는 바람직하지 않다.

암의 재발과 전이를 예방하는 생체의 내적 환경을 유지하기 위해서는 채식을 위주로 하면서 단백질은 콩류에서 섭취하는 것이 좋다. 주식은 현미 율무 잡곡밥으로 하고 두부나 된장국 정도에 신선한 야채와 과일을 많이 섭취하는 것이 바람직하다.

암의 재발과 전이를 막아주는 내적 환경을 만들기 위해서는 수술 후 2~3년 간은 한방 치료를 꾸준히 받아야 한다.

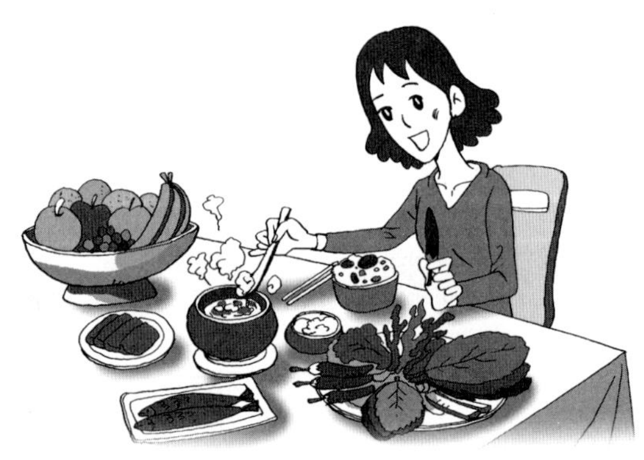

한방 치료는 혈액 검사, 간기능 검사, 소변 검사, 면역 검사, 종양지표 검사와 경우에 따라서는 폐 사진이나 CT 촬영을 통해 전신 상태를 파악한 후 증상에 맞는 한방 약물을 복합 투여하는 것이 바람직하다.

면역 기능 향상 약물 + 혈관 생성 억제 약물 + 부위별 한방 항암 약물
+ 환자가 가지고 있는 증상 개선 약물 + 소화력 증진 약물

특히 완치를 기대할 수 있는 조기 발견 수술일 경우 수술 후 즉시 한방으로 치료하여 손상된 면역 기능을 가능한 한 빨리 정상화하는 것이 최선책이다. 고식적 수술이나 암 세포 감소 수술 이후에는 필요한 경우에 한해 최소한의 서양 의학 치료를 하면서 한방 치료를 병용해야 생활의 질은 물론 생존율을 높일 수 있다.

# 02 항암 치료와 전이 예방

빈혈은 혈관 형성을 촉진한다

빈혈은 암 환자에게 흔히 관찰되는 현상이다. 많은 연구에서 30~90%의 암 환자가 빈혈을 동반하고 있다고 보고되었다. 암의 진행 정도에 따라 심해지는데 예를 들면 위암 초기 환자는 40%, 암이 조금 더 진행된 환자는 80%가 빈혈이 발견되었다. 암 환자에게 빈혈은 종양 자체로 발생하기도 하지만 항암화학요법으로 발생하는 경우도 많다.

최근 빈혈은 항암화학요법과 방사선 치료의 민감성을 떨어뜨려 내성을 야기하고 나아가서는 암의 혈관 형성을 촉진한다는 보고가 있다. 빈혈을 동반한 암 환자는 삶의 질이 저하되었음은 물론, 생존율이 낮아졌으며, 암의 전반적 조절 또한 잘 이루어지지 못하였다는 말이다.

어쩌면 이런 현상은 암이 스스로 살기 위해서 만들어낸 자구책이며 자연스러운 현상이라고 할 수 있다. 빈혈은 산소 부족을 유발하기 때문에 암 세포는 이러한 현상을 없애기 위한 타개책으로 스스로 혈관을 만드는 물질을 다량 분비함으로써 새로운 혈관을 왕성하게 만들 수밖에 없을 것이다.

따라서 빈혈 개선은 환자의 면역 기능을 높여 암을 이기는 방법이다.

약물내성 억제에 의한 항암 효과 상승

암 세포는 최악의 조건에서도 악착같이 살아남아 주변의 정상 세포를 파괴시켜 결국 환자의 생명을 앗아가고 만다. 심지어 어떤 암 세포는 항암제가 자신에게 들어오면 이것을 다시 자기 밖으로 쫓아내버리는 능력까지 있다. 그것도 어떤 한 가지 항암제만 쫓아내는 것이 아니라 여러 가지 항암제를 모두 쫓아내는 능력을 가지고 있다. 이런 능력을 가진 암 세포를 우리는 '다약제내성(multidrug resistance : MDR)'이 있다고 말한다. 이런 능력은 암 세포에 MDR 유전자가 있기 때문인데, MDR 유전자는 P-당단백질(P-glycoprotein : Pgp)이라는 물질을 만드는 유전자이다. P-당단백질이 세포 내에서 만들어지면 세포막으로 이동하여 세포 내부에 있는 항암제를 골라 세포 밖으로 퍼내는 펌프 작용을 한다. 이처럼 P-당단백질을 가지고 있는 암 세포는 아무리 항암제로 치료해도 죽지 않는다. 따라서 암 세포가 P-당단백질을 가지고 있다면 P-당단백질의 기능을 약화시키는 약을 쓰든지 아니면 P-당단백질이 쫓아내지 못하는 항암제를 골라 써야 하기 때문에 암 치료가 더욱 어려워진다. 최근 한약의 MDR 억제 효능에 대한 많은 연구가 이루어졌으며, 실험상 '택사' 등의 한약이 이러한 항암제의 내성을 억제시킨다고 보고되고 있다.

항암 치료 후 한방 치료의 필요성

화학요법이란 곧 항암제로 행하는 치료법을 말한다. 수술이나 방사선 치료는 국소적으로 암 세포를 죽이지만 항암제는 전신에 작용한다. 따라서 항암제는 전이된 암이나 원발암에서 퍼져나간 암 세포를 죽일 수 있다.

항생 물질이 세균성 감염 질환에 뛰어난 효과가 있었던 것처럼 암에도 뛰어난 효과가 있는 화학 물질이 있으리라 생각하고 개발된 것이 항암제이다. 항암제는 암 세포의 증식과 성장을 억제하는 약물이다. 이상적인 항암제는 암 세포만 죽이고 인체에는 아무런 장애를 주지 않는 것이지만 모든 항암제는 정도의 차이가 있을 뿐 부작용이 없을 수 없다.

실제로 항암 치료를 하다보면 부작용 치료를 위해 더 많은 시간을 보내는 경우가 적지 않다. 그러나 문제는 부작용뿐만 아니라 광범위하게 잔류하는 암 세포를 죽이기 위해 사용하는 독한 항암제가 모든 암에 효과가 있는 것이 아니라는 사실이다.

항암제의 대부분은 세포 분열 증식에 필요한 핵산 합성을 저지하거나 세포의 물질대사를 억제하여 암 세포를 파괴하는 작용을 하는데 이런 약들은 암 세포뿐만 아니라 정상 세포에까지도 손상을 입혀 빈혈, 백혈구, 혈소판 감소증, 구역질, 구토, 설사, 탈모 등의 부작용을 초래한다. 따라서 암 세포만 선택적으로 죽일 수 있는 항암제 개발이 절실하다.

최근에는 한 가지 항암제만 아니라 2~3가지 약물을 복합적으로 사용하는 복합 항암 화학요법이 많이 쓰인다. 암 세포를 죽이는 효과를 더 높이고 항암 약물에 저항성을 갖는 것을 막기 위한 목적에서다. 그러나 항암 효과가 높아질수록 부작용 역시 많아진다는 것을 잊어서는 안 된다. 한방에서는 이와 같은 항암 화학요법의 부작용을 감소시키면서 항암 효과를 극대화하기 위한 방법으로 다음과 같은 치료를 한다.

▶ 항암 치료 전후에 따른 한방 치료의 방향 ◀

치료 시기	한방 치료 방향
치료 전	구역질, 구토, 설사 등 소화기 계통의 부작용 개선 그리고 백혈구, 혈소판, 헤모글로빈 등의 골수 기능 및 T세포, NK세포 등 면역 기능을 최대한 보호함
치료 후	저하된 소화 기능, 골수 기능, 면역 기능의 회복을 최대한 촉진하면서 한방 항암성 약물을 가미하여 전이나 재발을 방지함

항암 치료와 전이 재발

항암 화학요법은 암 세포를 제거하는 데 어느 정도 효과를 발휘하고 있다. 하지만 생명력의 근본이라고 할 수 있는 면역 세포를 만드는 골수에 손상을 입혀 빈혈, 백혈구나 혈소판의 감소증 등을 일으키고, 충분한 영양분을 섭취하게 하는 위장관의 기능 역시 떨어뜨려 골수로 하여금 적혈구, 백혈구, 혈소판 등을 만들어나갈 수 없게 하며, 구역질, 구토, 설사 등의 부작용을 일으킨다.

항암 화학요법은 인체에 부작용도 끼치지만 몇 가지 종양에 대해서는 비교적 유효한 작용을 하는 것도 있다. 그 예를 들어보면 소아의 급성백혈병, 대부분의 소아암, 고환종양, 소세포성 폐암, 자궁의 융모암, 악성림프종 등이다.

그러나 이들을 제외한 여러 종류의 암에서는 항암제의 효과를 크게 기대할 수 없다. 그 중에서도 우리나라에서 발생 빈도가 높은 위암, 유방암, 비소세포성폐암, 간암, 자궁암, 식도암, 신장암, 췌장암, 갑상선암, 대장암 등에는 항암제가 큰 의미가 있다고 보기 힘들다.

특히 재발한 암에는 항암제가 효과가 미약할 뿐만 아니라 어떤 경우에는 진행을 더 촉진시킬 수도 있다. 1988년 『암병리학회지』에 투고된 미국 국립암연구소의 보고에 의하면, 항암제 치료를 받은 15만 명을 대상으로 조사한 결과 폐암, 난소암, 호지킨씨병은 백혈병이 생기고, 유방암이나 다발성골수종에서는 방광암이 발생하고, 백혈병에는 폐암이, 난소암에서는 대장암이 발병한다고 했다.

항암 화학요법은 엄격한 제한이 있다. 환자의 일반적 상태가 비교적 양호하고 혈액, 간과 신장 기능이 정상이면 할 수 있지만, 다음에 언급하는 것 중 하나라도 해당 사항이 있으면 화학 약물의 선택 혹은 투여량을 신중히 고려하여야 한다.

- 나이가 많고 신체가 허약한 경우
- 이미 몇 차례의 항암 화학요법 과정을 방사선 치료와 더불어 거친 경우
- 간, 신장 기능 이상 환자
- 빈혈이 비교적 심한 경우
- 백혈구 혹은 혈소판이 정상보다 현저히 떨어진 경우

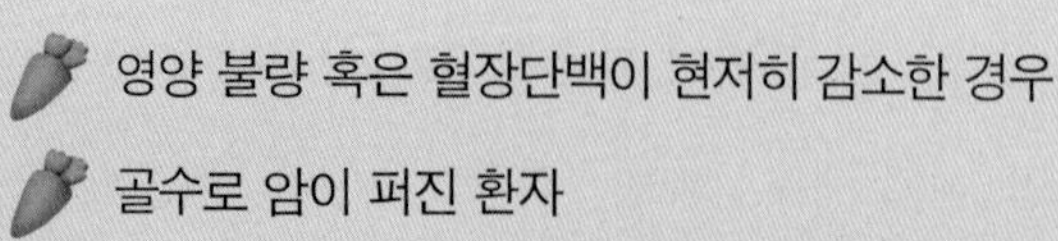

- 영양 불량 혹은 혈장단백이 현저히 감소한 경우
- 골수로 암이 퍼진 환자
- 부신피질 기능이 안 좋은 경우
- 발열, 감염 혹은 기타 합병증이 있는 환자
- 심장 질환이 있는 환자

때에 따라서 항암 치료를 중단해야 하는 경우도 있다. 치료 도중 만일 다음과 같은 현상 중 하나라도 나타나면 치료를 즉시 중단하고 관찰과 더불어 적절한 조치를 해야 한다.

- 식사를 못하거나 전해질 평형에 영향을 줄 정도로 빈번한 구토를 하는 경우
- 매일 5회 이상을 초과하는 설사 혹은 피가 섞여 나오는 설사를 하는 경우
- 백혈구가 3,000/㎕ 이하이거나 혈소판이 60,000/㎕ 이하일 경우
- 중독성 간염 환자
- 중독성 신장염 환자
- 항암 약물로 생긴 폐렴 혹은 폐 섬유화가 일어난 경우

임상에서 보면 항암 화학요법을 중간에서 포기해야 하는 경우가 많다. 따라서 항암 화학요법을 받기 전에는 의사나 환자 모두

치료를 받은 후의 효과와 생활의 질을 잘 저울질하여 신중하게 판단해서 결정해야 한다. 생활의 질이 떨어지는 상태에서 생명 연장은 의미가 없기 때문이다.

일본의 종양외과 의사인 곤도 마코도는 먹는 항암제는 큰 효과가 없는데도 많은 암 환자가 항암제 부작용으로 죽어가고 있다고 폭로했다. 이러한 실태는 항암제 치료 외에는 특별한 대안이 없다고 생각하는 일반 암 환자에게는 충격이 아닐 수 없다.

그의 설명에 따르면 고형암으로 불리는 제4군에 속하는 암이 전체 암의 90%를 차지하기 때문에 항암제로 생존율을 높일 수 있는 암은 겨우 10%에 지나지 않는다. 또한 제2, 3, 4 부류는 초기 단계에서 수술이나 방사선 치료를 하면 어느 정도 치유되거나 장기 생존이 가능하기 때문에 항암제 투여가 필요 없다. 항암제는 극히 일부 암을 빼고는 사람 몸까지 파괴하기 때문에 항암 치료를 하다가는 원래의 상태조차 더 악화된다는 것이 그의 지론이다. 또한 항암제의 부작용 증상과 말기암 증상이 매우 비슷하기 때문에 병세가 나빠지면 약을 더 투여하는 악순환이 계속된다고 했다.

휴면 상태의 종양에는 항암 치료가 무의미하다. 휴면 상태의 종양은 세포독성약제의 전이 억제 효능을 억제할 뿐만 아니라 세포 독성이 없는 호르몬제와 같은 약제의 효과도 억제한다. 따라서 전이를 막기 위해서는 암 세포를 죽이기보다 암과 더불어 사는 유지요법이 새로운 대안으로 떠오르고 있다.

항암 치료와 한방 병용 치료

수술과 방사선 치료는 국소에 암이 있을 때는 효과적이지만 암이 여러 곳에 전이되어 있거나 우후죽순으로 번져있을 때는 치료하기가 매우 어렵다. 따라서 광범위하게 암이 퍼져 있는 경우에는 화학요법을 사용한다. 백혈병 치료에 화학요법이 최우선적으로 사용되는 것은 바로 이 때문이다.

화학요법에는 항암화학요법과 호르몬제를 사용하는 내분비요법이 있다. 항암제 대부분은 세포의 분열 증식에 필요한 핵산 합성을 저지하거나 세포의 물질대사를 억제하여 암 세포를 파괴하는 작용을 하는데, 이런 항암제는 암 세포뿐만 아니라 정상 세포도 손상을 입혀 빈혈, 백혈구 감소, 혈소판 감소, 구역질, 구토, 설사, 탈모 등의 부작용을 수반한다. 그러므로 암 세포만 선택적으로 죽이는 항암제의 개발이 시급하다.

또한 항암제를 한 가지만 사용하지 않고 2~3가지를 복합적으로 사용하는 복합화학요법이 많이 쓰이는데 이는 암 세포를 죽이는 효과를 더 높이고 항암제에 대한 내성을 방지하기 위해서다. 하지만 그럴수록 부작용 역시 많아진다는 것을 염두에 두어야 한다.

최근 중국을 중심으로 하여 일본, 유럽 등지에서는 암의 종합 치료면에서 한방 치료를 중시하여 다각적인 방향에서 도입하고 있는 추세다. 이는 한방 치료가 면역 기능을 향상시켜 생체의 저항력 증강과 화학요법의 부작용을 감소시키는 데 효과적인 작용을 하는 것이 실험과 임상으로 증명되고 있기 때문이다. 뿐만 아니라 한방 치료는 환자의 생활의 질을 향상시키고 잔여 암 세포의 전이 및 치료 후 재발을 억제하는 작용을 한다.

항암 화학요법을 받으면서 한방 약물 치료를 병용하면 다음과 같은 효과가 있음이 밝혀졌다.

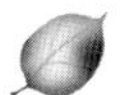 항암 효과 증강

동물에 이식한 종양에 대해 복령 추출물을 단독으로 투여하면 직접적인 종양 억제 작용이 없었지만 복령 추출물과 항암제인 사이클로포스파마이드를 병용하면 항암제만 단독으로 투여했을 때보다 종양 억제율이 현저히 증가되었다. 또한 한방 약물인 섬소(두꺼비 독)를 위장관 계통의 암 치료에 많이 사용하는 5-FU와 함께 이용하면 5-FU의 효과는 증진되고 약물의 독성은 감소된다는 결과가 나왔다. 백영, 용규, 사매, 단삼, 당귀, 울금 등 6가지 약물로 구성된 육미주사액도 5-FU와 병용할 때 항암 효과가 확실하게 증강되는 것으로 밝혀졌다.

이는 항암제와 한방 약물을 병용할 경우 암 세포 살해 효과를 높여 항암 효과를 승신시키기 때문인 것으로 추정되고 있다

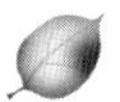 항암 치료 부작용 감소

화학요법 후에는 소화기 장애, 골수 억제, 면역 기능 저하 등의 부작용이 나타나는데 한방 치료는 이러한 부작용을 예방 혹

은 감소시키는 데 효과가 있다.

● 소화기 부작용

항암 치료로 생기는 소화기 부작용으로는 소화기의 점막 세포가 항암 치료에 사용되는 약물에 쉽게 손상을 받아 입이 마르거나 식욕 감퇴, 구역질, 구토, 복통, 설사 등의 증상이 나타난다.

이러한 소화기 부작용은 당삼, 백출, 백복령, 진피, 반하, 선복화, 대자석, 태자삼, 초삼선, 계내금, 공사인, 곽향, 패란, 죽여, 원호, 백굴채, 백작약, 산약 등으로 치료하는데, 이들 약물은 항암 치료의 부작용을 효과적으로 경감시키는 것으로 밝혀졌다. 또한 침이나 뜸으로 부작용을 치료하기도 하는데 족삼리, 비유, 위유, 내관 등의 경혈점을 택한다.

● 골수 억제

골수 억제로 생기는 증상은 백혈구, 적혈구, 혈소판의 감소로 나타나는데 심해지면 재생불량성 빈혈이 되기도 한다. 따라서 항암 치료 전후에 골수 기능을 증강시키는 한방 약물을 투여함으로써 골수의 조혈 기능을 강화하고 재생을 촉진하는 치료를 병행해야 한다.

각각의 감소 증상을 개선하는 데 효과적인 한방 약물은 다음과 같다.

🥕 백혈구 감소 : 황기, 당삼, 당귀, 면화근, 용안육, 대추, 생지황, 숙지황, 아교, 구판교, 녹각교, 자하거, 구기자, 인삼

🥕 적혈구 감소 : 황기, 사삼, 황정, 여정자, 구기자, 토사자, 계혈등, 자하거, 당귀, 호장, 산수유, 구판교, 보골지, 선령비

🥕 혈소판 감소 : 여정자, 산수유, 생지황, 대추, 자하거, 황기, 구판교, 별갑교, 계혈등, 석위, 천초근, 승마

● 면역 기능 저하

화학 약물은 대부분 종양을 축소시키는 동시에 생체 면역 기능을 억제하는 부작용을 수반한다. 그런데 면역 기능이 억제되면 암의 확산에 유리한 조건이 되기 때문에 면역 기능의 보호 및 강화는 암의 치료와 전이 재발 방지를 위해 매우 중요하다. 따라서 면역 기능을 강화하는 한방 약물을 화학 약물과 병용함으로써 부작용을 감소시키고 지속적인 항암 치료를 받을 수 있도록 생체 저항력을 높여야 한다.

● **신경 손상**

한방 약물은 항암 치료 약물에 의해 손상된 신경계를 회복하는 작용도 한다. 항암 치료에 사용되는 약물 중에는 신경계에 독성을 가하는 약물이 많다. 대표적인 약물로 '빈크리스틴'을 들 수 있는데 이 약물에 의한 신경 독성의 증상으로는 전신에 힘이 빠지고 팔다리가 저리거나 마비되는 듯하거나, 실제로 마비가 오기도 하며 장 기능의 마비로 변비가 생기기도 한다. 그런데 이러한 증상을 개선하는 특별한 방법이 없어 환자의 투병 의지가 약해지고 생활의 질이 떨어지는 경우가 많다.

한방 약물 중에는 이러한 신경 손상으로 나타나는 증상을 완화시켜주는 약물이 많다. 신경 손상을 치료하는 약물로는 계혈등, 단삼, 천궁, 보골지, 토사자, 파극천, 육종용, 골쇄보, 생지황, 숙지황, 상기생, 천속단, 생황기, 당삼, 구기자, 여정자, 당귀, 하수오 등이 있다.

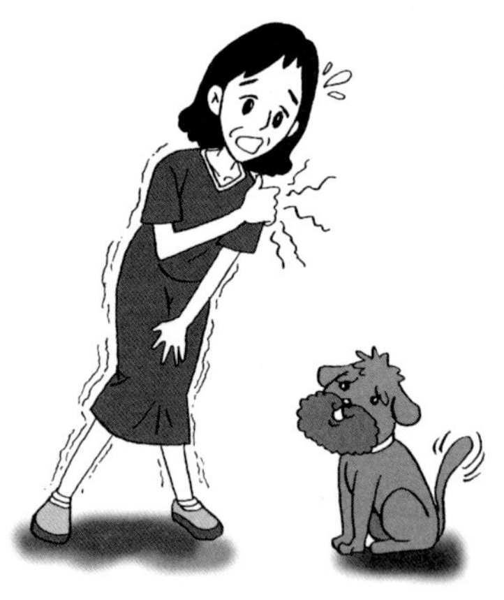

방사선 치료와 전이 예방 

방사선 치료는 면역 기능을 감소시킨다

대부분 암 환자는 면역 기능(림프구)이 떨어져 있다. 어쩌면 면역 기능이 떨어져서 암이 발생했을 수도 있다. 거기에 방사선 치료를 하면 면역 기능이 더욱 떨어진다. 즉 방사선 치료는 말초에서의 림프구 숫자를 감소시킨다.

면역 기능은 암이 성장하고 전이하는 과정을 억제해주는 역할을 하는 방어선이다. 그리고 이러한 면역 기능은 각종 면역 세포에 의해서 수행된다. 그 중 중요한 역할을 하는 것이 바로 인터루킨-2이다. 방사선은 물론 암을 치료하지만 전이와 재발을 억제하는 면역 세포까지 파괴하는 양날의 칼과 같다. 그러므로 방사선 치료를 할 때는 면역요법을 반드시 병행하여 전이와 재발을 억제해야 한다.

방사선 치료는 오히려 휴면 암 세포의 전이를 촉진한다

원발암을 제거하면 전이가 급속히 일어날 수 있다는 것은 최근에 밝혀진 사실이다. 그러면 혈관 형성을 억제한다고 알려진 원발암에 방사선 치료를 하면 어떤 결과를 초래할 수 있을까? 이에 대해 흥미로운 연구 결과가 나왔다.

폐암 세포를 동물의 대퇴부에 이식한 후 치료 목적으로 방사선을 쪼인 경우 혈관 형성 억제군과 아무것도 하지 않은 대조군에서 일어나는 폐 전이 양상을 관찰한 결과 치료 목적의 방사선만을 쪼인 군은 전에 휴면 상태에 있던 폐전이암의 성장이 촉진되었다. 반면 방사선 치료와 혈관 형성을 억제하는 '안지오스태틴'을 병용한 군은 폐 전이가 현저하게 억제되는 것을 관찰할 수 있었다. 이 결과는 방사선 치료를 하더라도 혈관 형성을 억제하는 약물을 병용하는 것이 전이와 재발을 효과적으로 제어한다는 중요한 사실을 시사한다.

방사선요법과 신생 혈관 억제요법의 병용

미국 시카고 대학의 랄프 와치셀바움 박사 연구팀은 새로운 혈관의 형성을 촉진하는 성장 인자인 혈관내피 증식 인자(vascular endothelial growth factor : VEGF)의 작용을 억제함으로써 방사선요법의 항암 치료 효과를 크게 향상시킬 수 있다는 연구 결과를 『캔서 리서치』지에 발표하였다. 이는 기존의 항암 치료법에 안지오스태틴이나 엔도스태틴 그리고 새롭게 제시되는 항-VEGF와 같은 혈관 형성을 억제하는 물질을 병용함으로써 효과를 크게 향상시킬 수 있다는 사실을 확증해주고 있다.

와치셀바움 박사 연구팀은 이전 연구에서 안지오스태틴이나 엔도스태틴이 방사선요법의 효과를 크게 향상시킨다는 사실을 발견했었으나, 이 단백질들은 아직 사람에 대한 임상 실험이 시작되지 않았기 때문에 이미 2상 임상 실험에 들어가 있는 항-VEGF 역시 동일한 효과를 나타냄을 확인하고자 했다. 그들은 다른 연구를 통해 암 세포가 방사선에 노출된 후에는 VEGF를 3~6배 정도 더 많이 만들어내는데 이렇게 높은 VEGF 농도는 2주까지 지속되어 새로운 혈관의 형성을 촉진함으로로써 방사선에 의해 손상된 종양의 회복에 기여한다는 것을 발견하였다. 그래서 VEGF의 활성을 억제함으로써 방사선요법의 효과를 증강시킬 수 있을 것이라 추측했다.

연구팀은 폐암, 식도암, 신경교종, 편평상피세포암 등 네 종류의 암에 대해 각각 방사선과 항-VEGF, 그리고 두 가지를 병행하여 실험을 해본 결과 두 가지를 병행하였을 때의 효과가 각 방법에 비해 훨씬 더 높은 것으로 나타났다.

심지어는 VEGF의 활성을 조금만 억제해도 방사선요법의 효과는 극적으로 상승하였다. 예를 들어 폐암의 경우 항-VEGF만으로는 종양의 크기가 42.6%가 줄어들고 방사선요법만으로는 43%가 줄어드는 데 비해 항-VEGF와 방사선요법을 병행하였을 때는 종양의 크기가 78%나 줄어들었다.

뿐만 아니라 이러한 복합요법은 종양이 다시 성장하는 속도도 늦출 수 있는 것으로 나타났다. 즉 아무 것도 처리하지 않은 종양은 두 배로 자라는데 2.6일이 걸리고, 항-VEGF나 방사선으로 처리한 종양은 각각 3.4일과 4일이 걸리는 한편, 항-VEGF와 방사선 복합요법으로 처리한 종양은 9일이 걸렸다. 그리고 VEGF나 항-VEGF가 암 세포 자체에는 직접 영향을 주지 않는 점으로 볼 때 항-VEGF의 이러한 효과는 혈관 형성의 억제와 관계가 있는 것으로 추정되고 있다.

방사선 치료와 한방 병용 치료

방사선 치료란 X선을 비롯하여 라듐, 동위원소 등을 쪼여 암 세포를 죽이는 치료법이다. 흔히 사용하는 코발트 60이라는 동위원소가 라듐 이후 방사선 치료에 주로 사용되고 있는데 최근에는 방사선 치료 장치가 한층 발전해서 보다 강력하게 시행되고 있다. 그러나 방사선 자체는 발열이나 면역 기능 저하, 소화기 장애, 전신무력감 등의 부작용을 초래한다.

한방 치료는 방사선 치료 과정에 나타나는 부작용을 치료할 뿐만 아니라 방사선의 민감성을 증강시켜 암 세포를 더욱 효과적으로 죽일 수 있도록 돕는다. 또한 면역 기능을 회복시키고 방사선으로 인한 2차적인 속발성 암 발생 빈도를 억제하며 국소적인 부작용도 감소시키는 작용을 한다.

방사선 요법의 부작용 치료

방사선 치료 과정에 나타나는 대표적인 부작용은 입이 마르고 혀가 건조해짐, 발열, 염증 반응, 빈혈, 어지럼증, 소화 기능의 약화, 면역 기능의 저하 등이다. 한방 치료는 이러한 증상을 효과적으로 개선하고 부작용을 줄인다. 방사선 치료 시 한방 약물의 병용은 혈구 수치 저하 개선, 면역 억제 회복, 속발성 암 발생 억제, 국소 부작용 감소, 방사선 치료의 효과 상승 등으로 방사선 치료의 부작용을 개선시킨다.

증상에 따라 활용하는 한방 약물은 다음과 같다.

● 발열과 염증 반응

청열해독법(淸熱解毒法 : 열을 식히고 해독하는 방법)으로 치료하며 약물은 금은화 15~30g, 연교 15~30g, 산두근 9~15g, 사간 9~15g, 판람근 15~30g, 포공영 15~30g, 황련 6~9g 등을 사용한다.

● 입이 마르고 혀가 건조해지는 경우

생진윤조법(生津潤燥法 : 진액을 보충하고 마른 것을 촉촉이 해주는 방법)으로 치료한다. 약물은 생지황 15~30g, 원삼 9~12g, 맥문동 9~12g, 석곡 15~30g, 천화분 15~30g, 노근 30~60g 등을 사용한다.

● 빈혈, 어지럼증

보기양혈법(補氣養血法 : 기와 혈을 보충하는 방법)으로 치료하며 냉열감, 소화 기능의 이상 유무에 따라 약물을 달리 처방한다.

열감이 있는 빈혈과 어지럼증 : 빈혈이나 어지럼증이 있고 열감이 있으면서 전신에 힘이 없고 심장이 두근거리며 눈이 침침한 경우 약물은 생황기 15~30g, 원삼 9~12g, 맥문동 9~12g, 석곡 15~30g, 천화분 15~30g, 노근 30~60g 등을 사용한다.

냉감이 있는 빈혈과 어지럼증 : 방사선 치료 후 빈혈이나 어지럼증 혹은 전신허약증이 있고 특히 손발이 차고 추위를 타는 환자에게 당삼 15~30g, 인삼 6g, 아교주 9g, 삼칠근 2~3g(타서 복용한다), 황정 15~30g, 자하거 6g, 용안육 9g, 대추 7개 등의 약물을 사용한다.

소화가 안 될 때 : 밥맛을 잃고 차가운 것을 싫어할 때는 당삼 15~20g, 볶은 백출 9g, 복령 9g, 감초 6g, 진피 9g, 반하 9g, 목향 3~5g, 사인 3g을 사용하고, 속이 더부룩하고 불쾌감이 있으면 당귀 15g, 백작약 15~30g, 복령 9g, 볶은 백출 9g, 감초 6g, 볶은 시호 9g을 사용한다.

오심, 구토가 있는 경우 : 방사선 치료 과정에서 구역질, 구토 등의 증세가 있을 때 활용한다. 신물이나 쓴물이 넘어오고 혀가 붉고 누런 태가 끼는 위 열증에는 볶은 진피, 반하, 백복령, 죽여, 황련, 맥문동, 비파엽 등의 약물을 사용하고, 맑은 액체를 토하는 위 한증의 경우에는 볶은 진피, 반하강제, 백복령, 구운 감초, 당삼, 정향, 감꼭지 등을 활용한다.

● **면역 기능 저하**

면역 기능이 떨어져 전신 허약, 전신 무력, 가슴이 뛰고 숨이 차는 증세가 나타나며 백혈구와 혈소판이 감소했을 때는 구기자 9~15g, 하수오 9~15g, 토사자 9~15g, 두충 9~15g, 오수유 10~15g 등의 약물을 사용한다.

● 방사선 조사 부위별 부작용

방사선 치료의 부작용은 방사선을 쪼인 부위에 따라 다르게 나타나므로 조사 부위에 따라 적절한 한방 약물로 치료한다.

방사성 뇌척수 손상 : 방사선 치료 후 팔다리가 저리거나 감각 이상 혹은 마비 증상이 있으면 육미지황탕을 활용하는데 약물은 숙지황 15g, 사인 2g, 산약 15g, 구기자 10g, 선령비 10g, 보골지 10g, 여정자 10g, 상기생 15~30g, 계혈등 15~30g, 지룡 6~10g, 천초 10~15g, 우슬 6~10g 등을 사용한다.

입이 심하게 마르는 경우 : 사삼 10~15g, 맥문동 10g, 석곡 10~15g, 천화분 15~30g, 노근 15~30g, 오매 10g, 결명자 15~30g, 생감초 10g을 사용하고, 만약 구강궤양이 있을 때는 고삼 10g, 오배자 10g, 금은화 15g, 현삼 10g을 달인 약에 빙편을 조금 넣어 사용한다.

방사선 폐렴과 폐섬유화 : 활혈화어 약물은 특히 폐섬유화를 방지하는 작용이 강하다. 약물은 사삼 30g, 백합 10g, 옥죽 10g, 노근 30g, 행인 10g, 천화분 10g, 석곡 15g, 비파엽 15g, 지룡 10g, 단삼 10g, 적작약 10g을 사용한다.

방사선 식도염 : 방사선을 식도에 조사했을 경우 방사성 식도

염이 나타날 수 있는데 증상으로는 식사 시 가슴에 통증이 생기거나 입이 마르고 음식이 잘 넘어가지 않는다. 결명자 30g, 생감초 10g을 차로 달여 복용하면 증세가 개선된다.

방사선 직장염 : 방사선 치료 후 점액변 혹은 혈변을 보거나 대변 횟수가 잦아지는 경우에는 백두옹 20g, 진피 10g, 오매 10g, 태운 승마 10g, 갈근 15~30g, 황금 10g, 볶은 백작약 30g, 구운 감초 10g, 태운 지유 10g, 삼칠근 분말 3g(타서 복용한다)을 사용한다.

방사선 방광염 : 방사선 치료 후에 많이 나타나는 부작용으로 증상은 소변을 참기 어렵고 자주 보며 배뇨통 혹은 혈뇨가 있다. 이러한 증상에는 구맥 10g, 편축 10g, 차전자 30g, 죽엽 10g, 등심초 1~2g, 백모근 20~30g, 선학초 30g, 생지황 10g, 대계 15g, 소계 15g을 사용한다.

피부 손상 : 방사선은 일종의 열독이므로 방사선을 쪼인 부위의 피부를 손상시킨다. 대개 피부가 검붉게 차색되거나 모발이 빠지기도 하고 표피 손상으로 심하면 피부 궤양이 생기기도 한다. 이러한 경우에는 황련 30g, 황백 3g을 달여 식힌 다음 거즈에 묻혀 손상된 피부에 붙여주면 효과적이다.

방사선에 대한 민감성 증강

방사선 치료에 실패하는 원인 중 하나는 암 조직 내에 산소가 부족하기 때문이다. 방사선 치료는 혈액 공급이 원활하고 풍부한 암에는 효과가 있지만 섬유질의 발달로 굳어져서 혈액 공급이 부족한 암에는 상대적으로 효과가 좋지 않다. 한방 약물은 종양 세포로 혈액 순환을 촉진시켜 혈액 공급을 원활하게 하여 산소가 풍부한 종양 조직을 만들게 하므로 암 세포의 방사선 민감성을 높여준다.

한방에서 사용하는 방사선 민감성 증진 약물로는 다음과 같은 것들이 있다.

● 단삼주사액

중국에서는 한약재를 주사제로도 사용하는데 흔히 단삼주사액 6~8ml을 10%의 포도당액 500ml에 혼합하여 방사선 치료 전에 정맥에 주사한 후 방사선 치료를 시행한다. 북경 중의약대학 부속 동직문병원은 비인강암 환자에게 단삼주사액을 투여한 결과 단순히 방사선 치료만 한 경우에 비해 방사선 치료 효과가 높았고 종양이 축소되는 기간도 단축되었으며 국부 및 전신 부작용도 감소되었다고 보고했다.

단삼은 말초미세혈액 순환 장애가 있을 때 사용되는 대표적인 활혈제로서 이런 결과가 나타난 것은 단삼이 국부의 혈액 순환을 촉진시켜 종양을 방사선에 잘 노출되도록 했기 때문으로 추정된다.

● 천홍주사액

중국 호남성 호남의과대학 제1부속병원은 천홍주사액(천궁, 홍화를 주원료로 한 주사액)이 비인강암의 방사선 치료 시 방사선 민감성에 미치는 효과를 연구하였는데 그 결과 비인강암 병소를 소실시키는 데 소요되는 방사선양이 방사선 치료만 한 경우에 비해 현저하게 적어졌다고 밝혔다.

이는 천궁, 홍화가 혈관을 확장시키고 혈류를 증가시켜 암 세포의 산소 부족 상태를 개선해 결과적으로 방사선에 대한 민감성을 높였기 때문이다. 임상에서는 주사제를 사용하지 않더라도 방사선의 부작용을 감소시키는 약물에 천궁과 홍화를 가하면 동일한 효과를 얻을 수 있다.

● 마린자(타래붓꽃)

중국 천진의 의약과학 연구소는 타래붓꽃이 자궁경부암을 일으키는 헬라(HeLa)세포에 대한 방사선 민감 작용을 한다는 사실을 임상적으로 입증, 보고했다. 폐암 환사 218명을 대상으로 방사선 치료 중 마린자를 복용한 군과 방사선 단독 치료군으로 나누어 항암 효과를 관찰한 결과 단독 치료군은 완전 완해율 23%, 총 완해율 41%로 나타난 데 비해 병용 치료군의 경우 완전 완해율 45%, 총 완해율 70%로 나타났다. 또한 방사선 치료 중 마린자를 복용한 병용 치료군은 필요로 하는 방사선 조사량이 방사선 단독 치료군의 절반밖에 되지 않았다. 폐암 치료 후 생존 기간 역시 마린자를 복용한 병용 치료군이 월등하게 높게 나타났다.

이러한 결과는 마린자가 방사선 치료 환자의 생존 기간을 연장시킴은 물론 폐암 환자의 국소 재발을 현저하게 낮추고 방사선 치료 효과를 향상시킨다는 사실을 입증한다. 이밖에도 마린자는 식도암, 두경부암의 방사선 민감성도 증강시키는 작용을 한다는 여러 연구 결과가 있다.

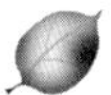 방사선 치료 효과의 상승

중국 복주시 제1병원의 반명계 교수는 비인강암 환자 150명을 대상으로 한방 치료와 방사선 치료를 병용한 환자군과 방사선으로만 치료한 환자군을 나누어 치료 효과를 관찰했다. 그 결과 한방 치료와 방사선 치료를 병용한 환자군의 5년 생존율(58%)이 방사선 단독 치료군(37~45%)에 비해 높게 나타났다고 발표했다.

여러 임상 결과를 보면 한방을 병용한 경우가 단순히 방사선으로만 치료한 경우보다 항암 효과가 우수하여 장기적으로 생존 기간을 늘려주는 것을 알 수 있다. 이는 한방 약물이 면역 기능을 향상시켜주고 전신의 상태를 계속 증강시켜 암 치료 후 회복은 물론 전이와 재발을 막는 작용을 하기 때문이다.

따라서 방사선 치료의 부작용을 최대한 억제하고 방사선이 암 세포를 더 잘 죽이도록 하여 치료 효과를 높이기 위해서는 한방 치료를 병용하는 것이 바람직한데, 이는 청열해독 효능을 가진 한방 약물이 효과적으로 작용하기 때문이다. 또한 암 세포가 방사선에 잘 노출되도록 하기 위해서는 암 주위의 혈액 순환을 촉진시켜 산소 공급을 활발하게 해야 하므로 혈액 순환을 개선하는 한방 약물을 병용해야 치료 효과를 향상시킬 수 있다.

방사선 치료 후 장기적인 한방 치료

방사선 치료가 끝난 후에는 전이와 재발을 방지하기 위해 계속해서 치료 효과를 유지시켜주는 것이 매우 중요하다. 이때는 한방 치료가 가장 효과적이다. 특히 수술을 하지 않고 방사선으로 치료한 비인강암, 후두암, 상중단 식도암, 폐암, 악성림프종 등은 방사선 치료 후에도 장기적인 한방 치료가 필요하다.

방사선 치료 효과를 유지하기 위한 한방 치료는 면역 기능을 상승시켜 주는 약물에 항암 효과를 유지하는 약물을 배합하여 장기적으로 사용하게 한다. 면역 기능을 상승시켜주는 한방 약물로는 황기, 사삼, 태자삼, 백출, 복령 등이 있으며, 항암 효과를 유지시키는 약물로는 의이인, 산두근, 초하차, 용규, 백영, 반지련, 백화사설초 등이 있다.

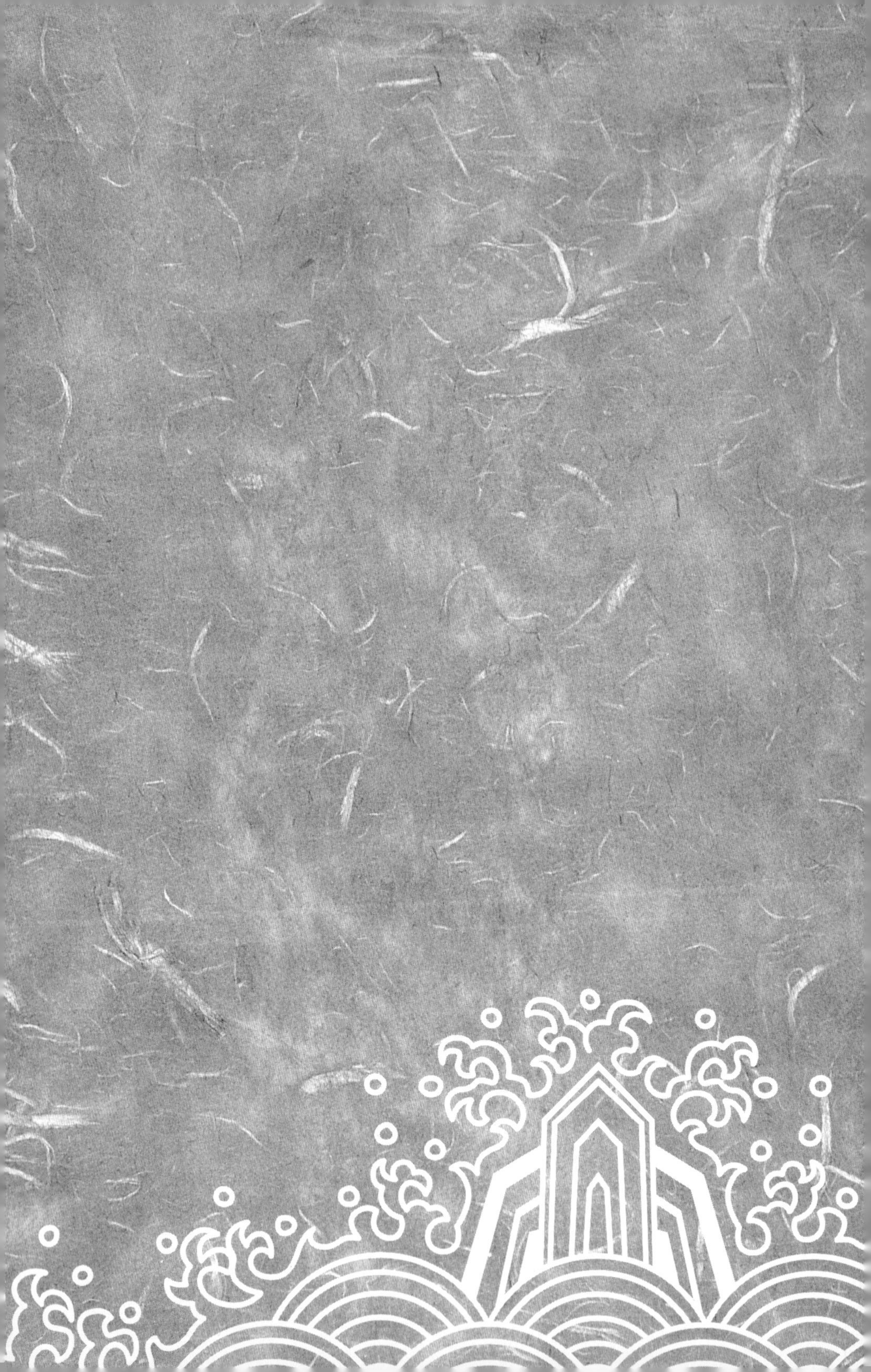

전이 재발 억제를 위한 항혈관 면역 복합요법

# 혈액 점도와 암의 관계

　대장암 환자로 연세가 많으신 노인 분이 수술 후 병세가 안정되고 각종 검사상 지표에서도 모두 정상이었다. 퇴원 후 가족들이 지극히 보살폈으나 3개월 후 갑자기 중풍이 발생하여 검사해 보았더니 혈액 점도가 높아져 있었다.

　다른 갑상선암 환자의 경우 수술 후 회복이 매우 빨랐으며 각종 검사에서도 모두 정상이었다. 그런데 퇴원 후 또다시 병원에 들어왔다. 검사 결과 관상동맥질환이었고 흉통이 아주 심했으며 혈액 점도에 이상이 있었다.

　이 두 암 환자는 모두 수술 후 얼마 지나지 않아 심혈관 질환이 발생한 동시에 혈액 점도에 이상이 생겼다.

혈액 점도 이상과 관상동맥 질환의 상관성은 이미 널리 알려진 사실이다. 그렇다면 과연 혈액 점도와 암은 어떤 관계가 있는 것일까?

혈액 점도가 높으면 암이 달라 붙는다

원래 혈액 점도가 높은 것과 암, 특히 암의 전이와는 매우 깊은 상관성이 있다. 중국의 연구 결과를 보면 586명의 암 환자를 대상으로 혈액 점도에 관한 검사 결과 85% 이상이 각종 지표에 이상이 발견되었다. 그 중 최종 사망자들의 혈액 점도는 생존한 사람들에 비해 상당히 높았고 전이가 있었던 경우가 없는 환자에 비하여 높은 것으로 나타났다. 또한 말기 환자가 중기 환자에 비하여 혈액 점도가 높았고 초기 환자에 비해서는 매우 높은 것으로 나타났다.

약 40년간 암 환자 혈액 점도에 관한 연구에서 암 세포 자체가 혈액 응고 인자를 분비하여 직접적으로 혈액 점도를 높이는 것으로 나타났다.

암 세포가 많으면 많을수록 혈액 응고 인자는 더 많이 분비된다. 때문에 중기 혹은 말기암 환자의 혈액 고점도 상태는 초기 환자에 비하여 훨씬 심각하다.

혈관 내 이물질(암 세포까지 포함)을 포위하는 섬유단백질 및 암 세포 항체-면역 글로불린 등 분자량이 비교적 큰 단백질 분자가 증가해도 쉽게 혈액 점도가 높아진다. 예를 들어 환자들이 계속 지방이 많이 들어 있는 음식을 섭취하면 분자량이 비교적 큰 지방 입자가 혈액을 더욱 끈적끈적하게 한다. 그러면 혈관 내에 있던 암 세포 등 이물질, 혈소판과 섬유단백질 등이 더욱 신속하게 포위해서 체적이 큰 암색전을 만든다. 이 색전은 혈액 흐름이 완만한 고점도 혈액 상태에서 아주 쉽게 원발병소 외의 다른 부위의 혈관벽에 달라붙어 계속적으로 제2의 전이암 병소를 만드는 중요한 원인 중 하나가 된다.

이런 사실은 왜 암 전이 병소가 혈액이 풍부한 간이나 폐 그리고 뇌 등에 많이 나타나는지를 설명해준다.

어혈은 혈액이 끈끈해진 것이다

한의학에서는 종괴를 '유형지혈(형체가 있는 핏덩어리)'이 뭉쳐서 만들어진 것으로 본다. 실제로 많은 환자에게서 어혈을 발견할 수 있다. 이 어혈증은 혈액의 고부착 상태와 어떤 관련이 있을까? 청자설(푸르고 자주색의 혀)은 어혈증의 대표적인 증상이므로 어혈증 연구는 청자설에서부터 들어간다.

16,000여 명의 암 환자를 대상으로 조사한 결과 약 60%의 환자에게 청자설이 나타났다. 즉 두 명 중 한 명 꼴로 청자설이 나타난 셈이다. 정상인의 2.7배에 해당하는 수치다.

혀의 색뿐만 아니라 설하정맥(혀 아래 정맥)도 어혈증의 중요한 관찰 지표이다. 비록 역대 문헌에는 설하정맥에 관한 내용이 많지 않지만 최근 암 환자의 설상에 대한 연구 결과 설하정맥 이상은 절대 간과해서는 안 될 부분이다. 90% 이상의 암 환자의 경우 설하정맥이 청자색을 띠고 부어 있으며 어반(어혈 반점) 등의 이상이 있다. 청자설은 없더라도 설하정맥에 이상이 있는 경우에 적지 않게 볼 수 있는 현상이다.

연구 결과 청자설을 가진 암 환자의 경우 혈액 점도의 이상은 92%, 설하정맥 청자색을 띠는 환자의 혈액 점도의 이상은 86% 이상으로 나타났다.

이상으로 알 수 있듯이 혈액의 고점도 상태와 청자설 및 설하정맥 이상 등 혈어증의 주증상은 밀접하게 관계가 있으며 어혈증의 내재적인 병리 기초가 된다.

02 암 세포 전이 과정의 경로가 밝혀지고 있다

암이 원래 발생한 부위에서 어떤 방법으로 다른 부위로 전이하는지 경로가 밝혀진다면 암의 전이를 차단할 수 있는 새로운 길이 열릴 것이다.

2005년 미국 코넬대학교 의과대학의 데이비드 라이든 박사는 암의 전이는 단순히 원래의 종양에서 떨어져 나온 암 세포가 혈관을 타고 다른 곳으로 이동하는 것이 아니라 최초의 종양이 먼저 '특사'를 선발대로 파견해 전이 장소를 선정한다는 사실이 밝혀졌다고 『네이처』에 보고하였다. 따라서 이 '특사'가 가는 길을 가로막는 약을 개발한다면 암의 전이를 차단할 수 있으리라는 주장이다.

라이든 박사는 최초의 종양이 전이 장소를 결정하면 정상적인 골수 세포를 동원하여 암 세포들이 그곳으로 이동하여 살 수 있는 여건이 조성되도록 정지 작업을 한다는 사실을 쥐 실험을 통해 확인했다. 그는 쥐의 피부에 폐암 세포를 주입했을 때 암 세포가 예상과는 달리 즉각 폐로 이동하지 않고 이동이 시작되기 며칠 전에 골수 세포(형광표지 부착)가 먼저 폐로 이동하는 것을 관찰할 수 있었다고 말했다.

또한 암 세포가 전이될 곳의 세포들은 아교와 같은 역할을 하는 피브로넥틴이라는 물질을 만들어 이동해온 골수 세포를 잡아 가둠으로써 암 세포를 위한 '착륙장' 내지는 '보금자리'가 만들어진다고 설명했다. 그는 이 보금자리에는 암 세포를 심어 기를 수 있는 부착 인자가 만들어지며, 이들은 암 세포의 결합뿐 아니라 증식도 유도한다고 했으며, 이러한 작업이 완료되면 제2의 종양이 형성된다고 했다. 또한 체내를 순환하는 특수 골수 세포의 수를 측정하면 암의 전이 가능성 여부를 판단하는 데 도움이 될 것이라고 덧붙였다.

암의 전이 경로를 차단하는 신약을 개발하면 암 치료에 새로운 지평이 열릴 것이다.

# 03 지피지기면 백전백승 – 암 세포를 알아야 이긴다

암은 생명이 있는 한 끝없이 성장을 계속한다. 그래서 사람이 죽는 그때서야 수명을 다한다. 암은 발생한 후에 증식과 전이를 반복하며 사람의 몸을 병들게 한다.

암 세포를 암의 관점에서 보면 인체의 여러 방어 기구들의 감시와 공격을 빠져나가 최후 승리를 거둔 승전장군과 같은 존재이다. 그런데 이런 암 세포는 발생한 장소에 그냥 머무르지 않고 분열을 계속하여 그 수를 증가시키면서 비대해지고 나중에는 다른 곳으로 전이해서 생명을 위협한다.

그러나 암 세포 한 개의 크기는 약 10μm에 지나지 않으므로, 100만 개로 증가하더라도 우리는 그 존재를 알 방법이 없다. 분열을 반복하여 10억 개가 되면 그때서야 비로소 크기가 1cm 정도로 커져서 눈에 보이기 시작하지만, 증상을 나타내는 경우는 극히 드물다.

위암을 예로 들면, 위 내시경의 해상도가 높아진 요즘에 이르러서도 1cm 정도 크기가 되어야 겨우 발견이 가능하다. 그러나 증상이 없다면 위 내시경 검사를 받을 기회가 정기 검진 외에는 많지 않기 때문에 1cm 크기에서 발견되기가 쉽지 않다.

간암 역시 최근 초음파나 CT 등 영상진단기기의 비약적인 발전으로 발견되는 최저 크기가 1cm이다. 이 1cm의 암이 증식을 반복하여 10cm에 달하면 말기가 된다.

여기서 주의가 필요한 것은 $10\mu m$에서 $100\mu m$, $100\mu m$에서 1mm, 1mm에서 1cm, 1cm에서 10cm의 크기가 되기 위해 걸리는 시간이 일정하다는 점이다. 이것이 배가되는 지수관계, 즉 종양이 배가 되는 속도의 무서움이다. 우리는 암의 일생 중에서 1cm에서 10cm로 성장하는 마지막 4분의 1단계만을 볼 수 있다.

이 증식에 영향을 미치는 것은 암 스스로 분비해내는 각종 증식 인자들이다. 예를 들어 상피세포증식 인자가 과다하게 발현되거나 수용체가 세포막에 과다하게 존재하면 암이 증식이 빨라진다. 암은 이러한 증식 인자를 자기 스스로 만들어서 보다 빨리 증식한다.

암이 1mm의 크기를 넘어서려면 새로운 혈관을 계속 만들어야 한다. 즉 암이 커나가기 위해서는 혈관 형성이 필수인데, 그

혈관 신생을 위해 암은 스스로 '신생 혈관 인자'라는 증식 인자를 만들어낸다. 이것은 혈관 구성 세포를 증식하고, 혈액을 통하여 영양과 산소를 충분히 공급받으며 다른 세포를 이용해 자신을 증식시키는 구조이다. 이와 같이 암은 다양한 방법으로 자신을 빠르게 증식해나간다.

따라서 암의 전이를 억제하기 위해서는 암이 증식 인자를 분비하는 것을 막고 암 세포가 혈관을 형성하는 것을 억제해야 한다.

전이암 세포는 혈액 순환 중 99%가 죽는다 

암 세포가 혈액 속으로 들어가면 대부분 죽게 되는데 그 이유는 다음과 같다.

- 🍎 암 세포의 변형
- 🍎 부착 및 암색전 형성 능력
- 🍎 숙주의 혈류 동력학
- 🍎 T, NK, Macrophage(면역 세포들)의 능력

이와 같이 순환 중의 혈액은 암 전이 억제를 위한 1차 격전지라고 볼 수 있다. 이때 항암 세포, 항암 인자, 암 억제 유전자, 항

전이 인자 등이 암 세포의 99%를 잡아먹어 격퇴시킨다. 따라서 이런 인자들의 기능을 극대화하는 것이 전이를 막는 중요한 방법이다.

따라서 항암 치료 중에도 반드시 이런 중요한 역할을 하는 면역 기능은 보호되어야 한다. 왜냐하면 항암 치료를 할 때 사용하는 항암 약물은 암 세포와 동시에 면역 세포도 죽이기 때문이다. 다시 말해 항암제의 효과가 끝나서 암 세포가 다시 혈관으로 들어오면 약해진 면역 세포로는 암 세포를 감시하거나 죽일 수 없어서 제2, 제3의 전이를 초래하기 때문이다.

따라서 항암 치료를 할 때는 반드시 한방과 서양 의학의 병용 치료로 면역 기능을 향상해가면서 항암 치료를 완료하여 전체적인 효과를 높여야 한다. 또한 항암 치료를 마치고 난 후에도 일정 기간은 항암제로 인한 골수 기능 억제와 면역 기능 억제를 상승시킬 목적으로 한방 면역요법을 사용해야 한다. 결국 이 것만이 궁극적인 목표인 전이와 재발을 막는 방법이 될 수 있다.

살아남은 암 세포가 새로운 전이암 세포군을 만드는 법 

살아남은 암 세포는 혈관 내에 계속 존재하는데, 이런 암 세포는 서로 모여서 암색전을 만든다. 일반적으로는 8~10개 혹은 적어도 3개 이상의 암 세포가 혈관내피에 붙고, 섬유소, 혈소판 그리고 소량의 백혈구 등이 밖을 에워싸는 형상으로 작은 암색전을 형성한다. 이렇게 만들어진 암색전은 미숙한 구조(직경 1~2mm)의 암 세포군락체가 된다.

이런 미세 전이암의 작은 군락은 숙주로부터 섬유 조직과 혈관 등을 공급받아 종양 자체의 간질로 변화시킨다. 이와 동시에 암 세포는 혈관 형성 인자, 예를 들면 VEGF, bFGF 등을 분비해서 전이암을 성장시킨다. 다시 말해 새로운 영양 공급의 통로가 될 수 있는 혈관 형성을 촉진시켜 지속적으로 성장해간다. 어떤 경우는 암색전이 갑자기 성장해 장기를 집어삼키기도 한다. 하지만 보통은 휴면 상태나 작은 상태로 몇 년간 남아 있다가 급속히 성장해 환자를 죽음으로 이끈다.

작은 암 세포가 성장하기 위해서는 이와 같이 반드시 충분한 영양 공급이 필요하므로 만일 그 통로인 혈관 형성을 억제하면 암은 '혈관기' 혹은 '휴면 상태'로 남아 있는다. 따라서 새로운 암 치료의 개념은 몸 구석구석의 암 세포를 모두 제거하기보다는 이러한 미세 전이암을 휴면 상태로 만들거나 작게 유지하는 것이다. 이러한 시도의 한 예로는 장기적인 혈관 신생 억제 치료가 있다.

전이 성공의 2대 공신은 암의 혈관 형성과 면역 기능 저하

암의 전이 과정은 복잡한 여러 단계를 거치면서 일어난다. 그런데 임상적으로 발견될 정도의 전이암 형성은 필수적으로 2가지 요소, 즉 암의 신생 혈관 형성이라는 요소와 몸의 면역 기능이라는 요소 간의 세력 균형 여부에 따라 결정된다.

암의 측면에서 보면 작은 암 세포가 큰 덩어리의 암 세포기 되어 위력을 떨치기 위해서는 영양을 흡수해서 커나가야 한다 그러므로 그 영양 공급의 통로인 암의 신생 혈관 형성이 중요하다. 또한 몸의 측면에서 보면 암 세포가 어느 한 장소에서 다른 장소로 이동하여 새로운 전이암이라는 둥지를 틀 수 있도록 방치되기까지 우리 몸에서 감시와 소탕의 역할을 담당하는 면역 기능의 역할이 제대로 작동되지 못한 것이다.

따라서 신생 혈관 형성이라는 암의 공격과 면역 기능이라는 몸의 방어 기능 사이의 세력 균형 여하에 따라 전이를 성공 혹은 실패할 수 있음을 알 수 있다. 그러므로 임상에서는 전이를 막는 치료법으로 신생 혈관 형성을 억제하는 항혈관요법과 면역 기능을 높이는 면역요법을 동시에 실시하는 항혈관 면역 복합요법이 매우 중요하다.

신생 혈관 형성 억제요법 

신생 혈관 차단

전이와 재발 억제의 핵심은 항혈관 면역 복합요법을 통한 것이다. 그러므로 암 세포를 공격하는 것만이 능사는 아니며 때로는 우회전술이 필요하다. 1998년 5월 초, "미국 하버드대학의 의과대학 포크만 박사팀이 개발한 신생 혈관 형성 억제제 안지오스태틴과 엔도스태틴을 쥐에 투입하니 모든 암이 박멸되었다"라는 기사가 뉴욕 타임스 1면에 소개되었고, 이어서 국내·외 주요 언론사에서 이를 대대적으로 발표하였다. 이에 따라 '신생 혈관 형성'이라는 용어는 모든 사람에게 익숙하게 되었고, 이제는 '신생 혈관 형성을 차단하면 암을 치료할 수 있다' 는 개념을 일반인도 쉽게 받아들이고 있다.

　암 세포는 증식할 때 주변에 새로운 혈관을 만들고 그 혈관을 통하여 영양이나 산소를 공급받는다. 이때 새로 혈관을 만드는 현상을 '혈관 신생'이라 한다. 혈관 신생을 억제하면 영양 보급이 이루어지지 않아 암 세포의 증식이나 전이도 억제된다. 혈관 신생을 저해하면 암 치료와 예방을 할 수 있으므로 혈관 신생 메커니즘 등의 연구가 활발히 진행되고 있다.

신생 혈관 형성 억제를 통한 전이 재발 방지

　암 세포의 성장에 가장 중요한 과정은 암 세포의 숫자가 약 100만 개 정도인 직경 2~3mm 정도의 상피내암 단계이다. 이 종양의 한 가운데에 있는 세포는 혈류에서 너무 멀리 떨어져 있어 필수 영양분을 얻지 못하여 세력이 약하므로 비교적 치료가 용이하기 때문이다.

　상피내암은 늙은 세포를 잃는 양과 거의 같은 양으로 새로운 세포를 더 만들어낸다. 그리고 악성화하는 과정에서 종양 세포는 혈관의 주요 성분인 내피 세포를 끌어들이는 화학 성분을 분비하기 시작한다. 그러면 이 세포가 종양 속으로 자라서 들어가 모세혈관을 만든다. 그 기전은 혈관을 새롭게 만드는 것을 억제하는 단백질인 트롬보스폰딘을 만들어내는 양이 갑자기 줄어버리는 것이라고 한다. 이 현상은 간암이나 위암 등 고형암일수록 더욱 뚜렷하다.

서양 의학에서는 혈관 형성을 억제하는 약물 개발을 위하여 헤파린, 와파린 및 혈소판 응집 억제 물질에 대해 적극적으로 연구하고 있다. 한방의 신생 혈관 형성 차단에 대한 연구 또한 활발히 진행되고 있는데, 혈소판 응집을 억제하여 혈관 생성을 억제함으로써 암 세포의 전이와 재발을 막아주는 한약으로는 다음과 같은 것들이 있다.

당귀미, 적작약, 천궁, 단삼, 도인, 홍화, 울금, 삼칠근, 현호색, 유향, 몰약, 천산갑, 삼릉, 봉출, 택란, 지별충, 수질, 능소화, 수홍화자, 대황, 석견천, 백화사, 알로에, 천심련, 당삼, 인삼

전이 방지와 혈소판 응집 억제

암 세포가 혈액 속에 떠다닐 때는 한 개 혹은 여러 개가 혈소판과 붙어 다닌다. 혈소판과 암 세포가 덩어리를 만들면 면역 세포의 공격을 피할 수 있을 뿐만 아니라 암 세포가 내피 세포에 잘 붙을 수 있도록 도와준다.

전이와 혈소판 응집은 매우 밀접한 관계가 있다. 혈소판 응집에 의한 전이는 다음 2가지 기전에 의해서 촉진된다고 본다.

🍎 활성화된 혈소판은 끈적끈적하여 잘 달라붙는 성질을 띠는데 암 세포가 혈관 속을 떠다닐 때 내피 세포에 잘 달라붙을 수 있도록 도와준다.

🍎 혈소판이 분비한 물질 즉 혈소판유래성장 인자(platelet derived growth factor : PDGF)는 암 세포의 성장을 촉진하며 결국 혈액 속에서 암 세포가 살아남을 수 있도록 해준다.

따라서 혈소판 응집을 억제하는 약물은 암의 전이를 방지할 수 있다. 한방에서 보면 활혈화어(活血化瘀 : 피를 잘 돌게 하고 어혈을 푸는 약물) 작용을 하는 약물이 혈소판 응집을 억제한다. 격하축어탕(오령지, 당귀, 도인, 홍화, 목단피, 적작, 오약, 천궁, 지각, 연호색, 향부자로 구성)이나 단삼, 수질 등이 대표적인 약물이다.

혈소판 응집 억제를 통한 전이 억제 약물

삼황사심탕, 검은 목이버섯, 메주콩, 오적골, 패모, 우황, 대황, 천화분, 청대, 섬수, 웅황, 진주모, 자석, 주사

암 치료를 위한 신생 혈관 형성 억제제 개발 

신생 혈관 형성 억제제 개발의 필요성

혈관 형성 억제제는 부작용 및 약물내성이 없으며, 대부분 암과 전이암, 재발암에도 쓸 수 있는 장점이 있다. 기존의 암 치료 방법은 외과 수술에 의한 종양 조직의 제거, 방사선 치료, 그리고 항암제를 이용한 항암 치료의 세 가지로 나누어볼 수 있다.

수술로 종양을 제거하는 방법과 방사선 치료법은 종양 조직을 완전히 제거하거나 죽일 수 없고, 다른 장소로 이동한 진단하기 어려운 작은 크기의 전이암으로부터 생명을 지킬 수 없었다. 항암제를 이용한 항암 치료는 빠르게 성장하는 세포를 표적으로 한 경우가 많아서 성인이 된 후에도 계속 분열하는 인체의 많은 조직에 부작용을 일으킨다. 아울러 단일 종양 내 암 세포의 다양성 때문에 한 가지 항암제로 모든 암 세포를 사멸시킬 수 없다는 것과 내성에 의해 항암제가 암 세포 내로 침투하지 못하는 등의 단점이 있다.

실제로 암 치료를 할 경우에는 수술, 방사선 치료, 항암 치료 등을 필요에 따라 병행하거나 순차적으로 시행하기도 하지만, 각각의 방법이 가지는 단점은 다른 치료로 완전히 보완되지 않는 상황이다. 이러한 한계성을 지닌 기존의 항암요법에 비해 신생 혈관 형성 억제요법은 암 세포나 인접한 정상 조직 세포로부터 분비된 혈관 형성 유도 인자에 의해 활성화된 혈관 내피 세포가 대상이 된다. 성인은 암의 발생 빈도가 높으면서도 신생 혈관 형성이 활발하지 않은 점을 볼 때 신생 혈관 형성 억제요법은 기존의 항암 치료가 가지는 문제점들을 보완할 수 있을 것으로 보고 있다. 즉 기존의 수술이나 방사선요법 시행 후 신생 혈관 형성 억제요법을 항암 치료와 병행한다면 항암 치료가 가지는 여러 가지 부작용을 감소시키면서 암을 치유할 수 있는 새로운 방법으로 이용될 수 있을 것이다.

신생 혈관 형성 억제 치료

1990년 하버드대학 의과대학의 포크만 박사에 의하여 최초로 푸말길린 및 TNP-470이 발표된 이후 많은 종류의 신생 혈관 형성 억제제가 개발되고 있다. TNP-470은 임상 3단계로 효능이 좋은 항암제가 될 수 있을 것으로 전망되고 있으며, 그 후 1994년에 내인성 혈관 형성 저해제인 안지오스태틴이 좋은 효과를 보이고 있고, 금속기질단백 분해효소의 저해제인 BB-94, B2516 등이 임상 시험 중에 있다. 국내에서도 신생 혈관 형성 억제제에 대한 다양한 연구가 이루어지고 있으며, 대표적인 연구 기관은 다음 표와 같다.

▶ 국내 신생 혈관 형성 억제제 연구 현황 ◀

연구 수행 기관	연구 개발의 내용	연구 개발성과의 활용 현황
서울대학교 (김규원 교수)	신생 혈관 형성 조정자 탐색, 단백질의 구조 변형	신생 혈관 억제제 개발
KAIST (고규영 교수)	신생 혈관 형성을 저해하는 약물의 선별 및 3차 구조 해석	신생 혈관 억제제 개발
한국원자력연구소 (홍석일 박사팀)	에모딘으로부터 신생 혈관 억제 기전	신생 혈관 억제제 개발
생명공학연구원 (이정준 박사팀)	미생물 및 식물 자원으로부터 신생 혈관 억제제 탐색	신생 혈관 억제제 개발

2007년 현재 세계적으로 44개의 신생 혈관 형성 저해제가 임상 개발 중에 있으며, 이 중에서 3개가 후기 임상 시험 중에 있는 실정이다.

# 한방 항혈관 면역 복합요법 제제 항암단

항암단은 지금으로부터 900년 전 전통한의서인 『외과증치전생집』에 고형암종 치료에 효과가 있다고 기재된 '서황환(유향, 몰약, 사향, 우황)'이라는 처방에서 기원한 한방 처방이다. 이를 기반으로 중국의 대표적인 국가 암 전문 병원인 중국 중의연구원 광안문병원 종양과에서는 항암 효과를 증강한 '가미서황환(사향, 우황, 진주분, 의이인, 삼칠분, 동충하초, 산자고, 인삼, 유향, 몰약, 하수오)'으로 변형하여 지난 50년 간 중국에서 암 치료의 대표적인 약물로 사용해오고 있었다. 국내에서는 1996년부터, 필자가 몸담고 있는 대전대학교 한방병원 동서암센터에서 처방 구성 약물과 용량을 변형하여 실험상 기존 중국의 '가미서황환' 보다 효

과가 뛰어난 '항암단(우황, 사향, 삼칠근, 진주분, 해마, 동충하초, 산
자고, 의이인, 인삼으로 구성)'으로 발전시켜 지난 10년 이상 암 치
료에 사용하고 있는 한국 한의학계의 대표적인 항암 약물이다.

항암단은 실험상으로 암 전이 유전자 발현을 현저하게 억제시
켜 신생 혈관을 농도 의존적으로 억제시킴이 입증되었고, 또 종
양 관련 면역지표를 현저히 상승시킨다는 것이 밝혀졌다. 임상
적으로도 위암, 대장암, 폐암 등의 재발 전이 억제에 효능이 있
다고 보고되었다. 이는 신생 혈관 형성을 차단하고 면역 기능을
증진시킴으로 종양의 형성 및 재발 억제 목적으로 활용하고 있
는 대표적인 한방 항혈관 면역 복합요법 제제이다.

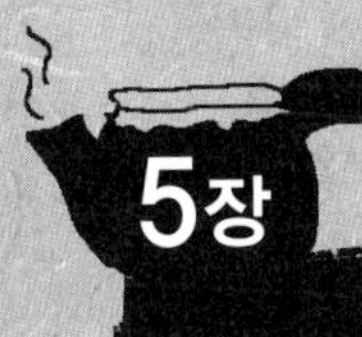

5장

전이 재발 억제를 위한 생활습관
– 수레바퀴 균형요법

 ## 완치 판정 후에는 안심해도 되는가

발견되면 이미 늦다

한의학의 '치미병, 불치이병(治未病, 不治已病)'이라는 말은 병은 걸리기 전에 치료해야 하며 병이 나타나기 시작하면 이미 늦었다는 뜻이다.

전이 억제를 위해 가장 중요한 것은 보이지 않는 암 세포 관리를 해야 하는 것이다.

암이 일반적으로 발견되는 시점은 1cm 이상에서지만 암 세포의 전이는 2~3mm에서부터 시작한다. 따라서 발견되면 이미 전이 능력은 획득된 상태라고 보아야 한다. 때문에 수술, 항암요법, 방사선 치료 후에도 지속적으로 미세 전이암 관리가 필요하다.

그런데 암 환자는 일반인보다 훨씬 불리한 내적 조건인 암이 발생할 수 있는 악조건을 이미 구비하고 있다. 따라서 더욱 적극적으로 암 세포가 자랄 수 없는 환경, 그 중에서도 종양의 혈관 형성을 억제하고 몸의 면역 기능을 높이는 치료가 기본적으로 병행해야 한다.

그리고 그 바탕 위에서 각 개인의 상황과 종양의 진행 정도에 따른 추가적인 치료 약물이 필요하다.

전이 억제 치료 시기는 빠를수록 좋다

원발암과 전이암의 발육 속도는 서로 다르다. 실제로 전이를 가진 증례에 대한 검토에서 위암의 간 전이는 위암 자체보다 약 4배 빠르다고 판명되었다.

위암 크기와 간 전이의 크기, 간 전이의 발육 속도라는 이 3가지 인자를 알면 간 전이의 최초 세포 수가 30개 정도였던 시기가 언제였는지, 또 그 시기에 위암은 어느 정도의 크기였는지를 계산할 수 있다.

실제로 위암 환자 28명을 검토한 결과, 간 전이가 생긴 것은 1cm에서 5.5cm, 평균 2.3cm 정도였다고 판명되었다. 위암 크기가 2.3cm라는 것은 대체로 조기암에서 진행암으로 이행하는 시기와 일치한다.

위암은 이러한 간 전이를 일으키는 악성도가 높은 것부터 장기간 조기암 상태로 진행되지 않는 것까지 다양하기 때문에 한 가지로만 규정하기는 어렵지만, 비교적 이른 시기부터 전이된다고 알려져 있다.

전이가 언제 생기는가에 대해서는 명확한 답이 나오지 않지만, 대부분 암이 1cm가 된 이후인 것으로 추정된다. 이것은 어떤 암이라도 1cm 이하에서 발견하여 절제하면 재발하는 일이 거의 없다는 점에서도 확실하다.

중요한 것은 암을 1cm 이하에서 발견할 수 있다면 아직 전이되지 않았을 확률이 높고, 그렇다면 수술은 물론 내시경 절제로도 치유가 가능하다는 것이다.

전이가 되지 않게 하기 위해서는 암이 혈관 속으로 들어가기 전에 절제하거나, 혈관 속으로 들어가서부터 다른 장기에 도달하기 전에 제거하거나 차단해야 한다. 전자는 통상적인 수술로 가능하지만, 이것을 전이의 예방으로 볼 수는 없다. 후자는 동물 실험상의 전이 모델이라면 몰라도 환자 개개인이 현재 어떤 상태에 있는지를 정확하게 파악하는 것이 불가능하기 때문에 현실적으로 어렵다. 또한 암이 혈관 속으로 들어가서 다른 장기에 도달하는 시간이 단 몇 초임을 감안한다면 현실적으로 불가능하다고 말해야 할 것이다.

전이 예방은 전이가 생기지 않게 하는 것이 아니라 이미 전이를 형성한 미세 암을 치료하는 것이다. 구체적으로 설명하면 미세암을 장기간 미세한 상태로 유지하는 휴면요법이 현실적인 전이 예방법이다. 이를 위해서는 항혈관 면역 복합 치료를 적극적으로 시행해야 한다.

전인적인 암 치료의 중요성과 효과

현재 서양 의학의 암 치료는 한국처럼 병원 간의 협조가 부족한 상황에서 환자에게 과잉 진단과 과잉 암 치료와 같은 모순점을 노출하고 있는 실정이다. 암 세포와 건강한 세포를 무차별적으로 죽이는 기존 치료 방법으로는 치료에 한계가 있다. 즉, 치료에 따른 부작용 등은 환자의 삶의 질에 결코 도움을 주지 못하며 수술이 불가능한 환자나 암이 전이된 환자, 그리고 재발된 환자의 경우는 속수무책이다. 전인적 암 치료 모델은 서양 의학 치료가 해결해주지 못하는 90% 이상의 영역에 광범위하게 적용할 수 있다. 한방 암 치료가 현대 의학에서 인정받지 못하는 틀을 벗어나 서양 의학의 한계 영역을 보완, 강화하여 궁극적으로 암 치료 효과를 기존보다 배가할 수 있는 선인치료학적 틀을 구축하는 것은 미래 의학으로 나가는 시발점이 될 것이다.

암은 만성 질환이다

백혈병 등의 일부 암을 제외한 대부분의 암은 당뇨병이나 고혈압과 같은 만성 질환으로 분류한다. 감염증의 대부분은 급성 질환이며, 고농도의 약물을 한꺼번에 투여하여 감염증의 원인이 되는 세균을 죽이는 치료법이 동원되는데, 대부분의 항암화학요법은 급성 질환의 치료 방침과 유사하다.

그러나 만성 질환은 그러한 치료를 하지 않는다. 예를 들어 당뇨병은 혈당 조절 목적으로 인슐린을 매일 투여하고, 고혈압은 매일 약을 복용한다. 이들 약물의 사용은 병을 완치하는 것이 아니고 현상 유지와 진행을 지연하는 것이 주요 목적이다.

비교적 조기에 발견된 암 수술과 백혈병 항암제 치료는 비록 통증을 동반하지만 상당히 높은 확률로 암을 제거해왔다. 그러나 그것은 전체 암 치료 중 예외적으로 일부에 해당하는 성공 사례이다.

그 외 우리가 접하는 대부분의 암은 수술이나 항암제로 모두 없애는 것이 거의 불가능하다. 중증 부작용이 나타나지 않는 한계 내에서 항암제를 높은 농도로 한꺼번에 투여하며, 만성 질환이 아닌 급성 질환 치료법으로 대응하고 있는 것이 현실이다.

당뇨병 환자에게 일주일분의 인슐린을 한꺼번에 투여하지는 않는다. 마찬가지로 고혈압 환자에게도 혈압강하제를 한꺼번에 투여하지는 않는다. 암 전이를 억제하는 치료 역시 반드시 암을 만성 질환으로 취급하고, 만성 질환에 대한 적절한 치료법으로 대응해야 한다.

완치 판정 후에는 안심해도 되는가

조기암 완치 판정 후에도 수년 후 전이와 재발이 발생하므로, 완치 판정 후에도 최소 3년 간은 지속적 관찰이 필요하다. 완치 후 전이와 재발이 있더라도 종양지표가 정상범위인 경우도 많다. 오히려 본인이 발견해서 그때서야 조직 검사를 하여 발견되는 경우도 많다. 이것은 암 세포가 지속적인 성장 전이와 새로운 영토 확장을 하기 때문이다.

환자를 진료하다보면 조기암 수술 후 전이 또는 재발이 되어 손쓸 수 없는 상태로 오는 경우를 종종 보게 된다. 발견 당시 이미 암 세포가 많이 퍼진 상태라면 이해가 가지만, 이렇게 초기에 발견해서 치료하고 안심하고 있다가 어느 날 갑자기 정기 검사 시 전신으로 퍼진 전이암, 재발암이 발견되면 환자나 의사 모두 당황스럽지 않을 수 없다.

이렇게 전이와 재발이 되어 있는 상태가 되면 그 후에는 그야말로 더 이상 손 쓸 방법이 없는 것이 현재의 암 치료가 갖고 있는 한계이다. 따라서 암은 초기에 발견해서 적극적인 모든 방법을 동원하여 최선을 다해 치료해도 부족함이 없다.

서양 의학의 암 치료는 CT 등 각종 검사에서 보이는 암 덩어리 축소에만 초점이 맞추어져 있을 뿐 보이지 않는 암 세포에는 관심을 기울이지 않는다. 즉 암 자체만이 치료 대상이기 때문에 최대한 수술로 잘라내고 혹시 남아 있을 수도 있는 암 세포를 근본적으로 죽이고자 항암 약물 치료나 방사선 치료를 한다.

암 치료의 대상은 절대로 암 그 자체만 되어서는 안 된다. 서양 의학의 암 치료는 보이는 종양만 제거하는 데 초점을 맞출 뿐 제2, 제3의 새로운 암을 탄생시키는 몸의 면역 기능에는 관심을 기울이지 않는다. 게다가 서양 의학의 암 치료는 모두 면역 기능을 떨어뜨리는 작용을 하므로 단기적으로는 암을 치료하는 듯하지만 장기적으로는 새로운 암의 발생 즉 전이나 재발을 방치하는 것이다.

따라서 완치라고 생각할 만큼 치료를 했어도 재발과 전이를 최대한 방지하도록 암에는 불리하고 정상 세포에는 유리한 신체 환경을 만드는 데 최소한 3~5년은 노력해야 한다.

전이 재발 억제를 위한 오케스트라
- 수레바퀴 균형요법

수레바퀴 균형요법이란

수레바퀴 균형요법은 한방 약물 치료, 항암식이 치료, 대사활성 치료, 호흡정신 치료 등을 통하여 암을 가지고 있는 환자의 자연치유력을 극대화시켜 단독 치료나 서양 의학 치료와 병용하여 부작용을 감소시키고 항암 효과를 향상시키며 생활의 질을 높이고 전이와 재발을 억제하는 일송의 암 치료 프로그램이다. 오케스트라에서 어느 한 파트가 협동이 제대로 안되면 전체 음악이 망가지듯이 우리 몸도 신체적 · 사회적 · 정신적 · 영적인 분야 중 어느 하나라도 제대로 작용하지 못한다면 질병에 노출이 된다는 뜻이기도 하다. 마치 수레바퀴와 같이 일정하게 균형이 잡혀야만 인체는 건강을 유지하고 암의 전이와 재발을 예방할 수 있다는 이론이다.

예를 들면 습한 창고 속에 빵이 있으면 곰팡이가 필 것이다. 곰팡이가 핀 부위를 떼어내고 다시 그 창고 속에 빵을 놔둔다면 분명히 얼마 못가서 또 곰팡이가 필 것이다. 이렇듯 암은 곰팡이에 비유할 수 있다.

45세의 대장암 환자가 있다면 이 환자는 수십 년간 살아온 생활습관으로 인해 체내 환경 자체가 암이 발전할 수 있도록 바뀌어 있을 것이다. 일단 암을 잘라내고 미세 전이를 없애는 항암제로 치료를 했더라도 예전의 생활방식 그대로 살아간다면 암은 분명히 전이와 재발을 하게 된다.

일단 재발한 암은 예후가 좋지 않아 항암제 치료 시 훨씬 강력한 약물을 사용해야만 한다. 암을 진단 받은 후에는 적절한 치료를 받고 내적 환경을 개선하여 재발을 방지하는 치료를 받는 것이 가장 현명하다. 이렇듯 우리의 몸과 마음을 수레바퀴의 균형 잡힌 상태로 이끌어 주기 위해서는 식이, 운동, 정신에 대한 생활습관 관리가 필요하다.

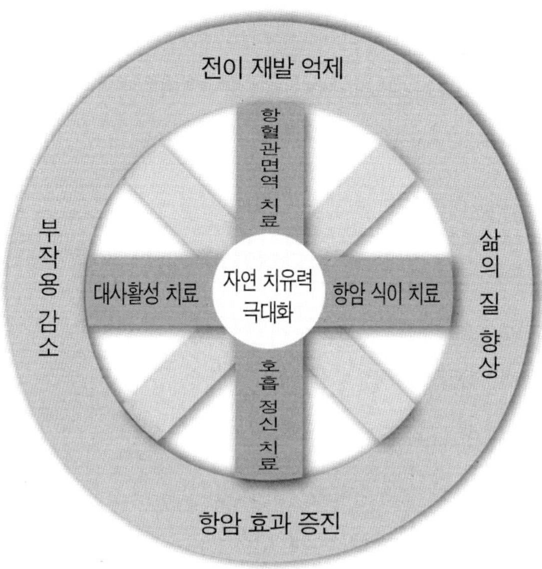

전이 재발 억제를 위한 식이요법

돌과 페토라는 미국의 저명한 종양학자의 보고에 따르면 암의 원인 중 음식이 차지하는 부분이 35%에 달한다고 한다. 즉 암의 1/3은 우리가 매일 접촉하고 살아가는 데 없어서는 안 될 음식물에 의해 발생한다. 기름진 토양에서 사린 나무는 잎과 과일이 풍성하지만, 산성화되고 척박한 땅에서 자란 나무는 왜소하고 볼품없이 자라며 심지어 돌연변이나 기형이 발생하는 것과 마찬가지로 인간은 환경이라는 조건에 영향을 많이 받는다.

경제가 발전하면서 우리의 식단은 날이 갈수록 더욱 풍요로워지고 있다. 식탁에는 고기와 튀긴 음식, 인스턴트 음식이 주류를 이루고, 마트에는 라면, 과자, 음료수 등이 가득 쌓여 있다. '부족함' 보다는 '지나침' 으로 제반 질병이 발생한다. 식품첨가물과 음식의 과다한 섭취는 체내에서 돌연변이 세포를 발생케 하는 원인을 제공한다.

암은 환경오염과 밀접한 관련이 있는데 외부 환경이 내부와 접촉하는 가장 중요한 경로는 음식이다. 한의학에서는 이를 음식상(飮食傷)이라 하여 병의 원인 중 가장 중요한 부분을 차지한다고 하였다. 이러한 음식상을 해결해 줄 수 있는 대표적인 방법은 과식을 피하고 오래 씹어 먹는 습관이다.

침 속에는 아밀라제라는 효소가 들어 있어서 1차적으로 음식물을 소화시키는 데 도움을 준다. 만일 아밀라제가 충분히 음식물과 혼합이 안 될 경우 그 부담을 모두 위로 전가한다. 또 침 속에는 발암 물질을 해독한다고 알려진 항산화물질인 '페록시다아제' 와 항노화물질인 '파로틴' 이 들어 있다는 사실이 밝혀졌다. 음식을 천천히 오래 씹어 먹고 소식 및 규칙적인 식사를 하는 습관은 과다한 음식에 노출이 되어 있는 현대인들이 암을 예방할 수 있는 매우 중요한 방법이다.

육류 섭취를 절제하고 음식을 태우거나 튀기지 않고 담백하게 조리하여 꼭꼭 씹어 먹는다면 발암 인자에 대한 노출을 최대한 줄일 수 있다. 또 햄이나 어묵 등 인스턴트 음식의 섭취를 줄이면서 짜지 않게 먹는 식생활을 실천하는 것도 발암 인자에 노출되는 것을 막는 방법 중 하나이다. 환경오염과 과다한 농약 사용은 먹거리의 변화 또한 심각한 발암 원인으로 대두되고 있다. 현대인의 대변을 거름으로 사용할 경우 식물이 제대로 자라지 못한다는 얘기는 우리가 얼마나 오염된 환경에 노출되어 있는가를 보여주는 단적인 예라 할 수 있다.

이 외에도 불규칙한 식생활 습관도 원인이다. 과식을 일삼고 아무 때나 음식을 먹는 잘못된 식습관을 우리는 당연시하고 있다. 특히 요즘 젊은 층의 암 발병률이 높은데 그 원인으로 인스턴트 음식 섭취와 불규칙한 생활습관을 꼽을 수 있다.

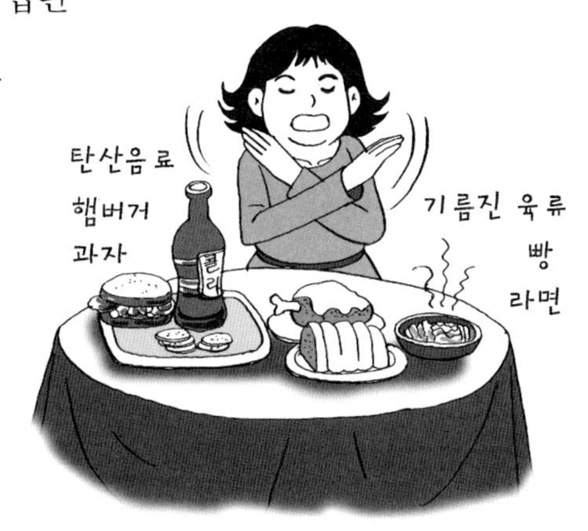

식이요법의 목표는 이러한 세포 환경을 개선하여 암 세포가 활동하는 데 불리한 환경을 만드는 것에 있다. 암 예방을 위한 식이요법의 원칙은 다음과 같다.

첫째, 인스턴트 음식을 가급적 피한다.
둘째, 너무 기름진 음식은 먹지 않는다.
셋째, 흰 음식(흰 쌀밥, 흰 밀가루, 흰 정백당 등)을 금한다.

물론 식이요법은 적절한 치료를 병행하면서 시행하는 보조요법일 뿐이며 그 자체만으로 암을 치료할 수는 없다.

최근 화학적 암 예방이라는 분야에 대해 미국을 중심으로 많은 연구가 이루어지고 있는데, 예를 들어 울금의 주성분인 쿠쿠민, 대산의 주성분인 디아릴 설파이드, 고추의 주성분인 캡사이신 등에 대한 암 억제 효과는 이미 상당한 수준까지 연구가 진행되었으며 현재 암의 보조치료제로 사용되고 있다.

하지만 극단적인 방법은 모순과 혼동을 초래하게 된다. 비타민 C에 대한 연구로 노벨상까지 받은 라노스 폴링 박사는 결국 비타민 C 과다 복용으로 사망하였다. 또 한 연구에서는 베타카로틴이라는 항산화제를 계속 복용한 그룹이 오히려 복용하지 않은 그룹보다 폐암 발생률이 더 높았다는 보고도 있다.

따라서 어느 한 성분이 암에 효과가 있는 기전이 밝혀졌다고 해서 이를 자연물이 아닌 합성물의 상태로 과량 섭취하는 것은 바람직한 방법이 아니다. 또 항암제 치료나 방사선 치료를 병행할 때 채식이 암에 좋다고 해서 무조건 채식만 한다면 결국 심각한 체력 저하를 가져와 적절한 치료를 받지 못하는 상황을 초래하게 된다. 각 치료 시기별로 효율적이고 정확한 관리를 할 것인가가 무엇보다도 중요하다.

수술 후에는 충분한 단백질을 공급하는 것이 좋으므로 담백한 살코기 부위를 섭취하는 것이 도움이 된다. 항암제나 방사선 치료 시에는 식욕 저하, 전신무력 등으로 체력이 많이 떨어지므로 기름기를 제거한 사골국물이나 맵지 않은 추어탕 등 보양식을 섭취하는 것이 치료에 도움이 된다.

이러한 치료가 끝난 후에는 전이와 재발을 방지하기 위해서 평소의 식습관을 개선하는 것이 중요하다. 육류는 평소 과도했던 동물성 지방의 섭취를 제한해야 하고 태우거나 국으로 섭취하는 것보다는 샤브샤브처럼 물에 데치거나 백숙, 수육처럼 푹 삶아 살코기를 위주로 섭취하는 것이 좋다. 또 침에는 강력한 항산화물질이 들어 있으므로 평소보다 많이 씹어 먹는 습관이 중요하다.

전이 재발 억제를 위한 운동요법

현대인들은 주로 앉아서 생활하는 경우가 많고 경제적 풍요로 인해 먹는 양은 늘어가는 반면에 운동은 부족한 편이다. 운동 부족은 신진대사를 저해하여 암이 잘 발생하는 환경을 만든다.

우리 몸의 정상세포는 유산소 해당 과정과 무산소 해당 과정이라는 두 가지 내호흡 과정을 통해 ATP라는 에너지원을 생산해 낸다. 산소가 충분히 공급되는 상태에서는 38개의 ATP를 만들어내지만(유산소 해당 과정), 산소가 부족한 상태에서는 단 2개의 ATP밖에 만들지 못하고(무산소 해당 과정) '젖산'이라는 노폐물을 생성해낸다. 암 세포는 산소 공급이 원활히 이루어지지 않는 저산소 세포라는 특징을 가지고 있다. 유산소 해당 과정을 거

치면 노폐물이 거의 남지 않지만, 무산소 해당 과정만을 거치면
강력한 산성 피로물질인 젖산이 몸속에 쌓이게 되고, 이들 주변
에 많은 수소분자(H^+)들이 달라붙어 말초모세혈관을 수축하게
한다.

젖산과 같은 피로물질이 몸에 많이 쌓이면 결국 산소를 운반
하는 적혈구가 제대로 작동을 못하게 되어 체내 산소공급률이
급격히 떨어지고 혈액 순환이 원활하게 이루어지지 못하는 '울
혈' 현상이 발생한다. 이에 따라 인체는 점점 더 산성화되고 각
종 대사장애가 발생하게 되는데 이것이 바로 암성 악액질의 병
리가 형성되는 과정이다.

유산소 운동은 양질의 산소를 공급해주고, 적당한 활동으로
인체의 순환을 촉진하며, 암에 대한 스트레스를 해소시켜주고,
햇볕을 쪼여 피부에 비타민을 형성하게 함으로써 암환자가 건강
한 삶을 영위할 수 있도록 도와준다.
즉 양질의 많은 산소를 공급하여 신
진대사를 원활하게 하고 노폐물
의 배출을 촉진시켜 암이 발
생하지 않는 인체 환경으
로 바뀌도록 해준다.

등산을 한다고 가정
하자. 산꼭대기에 올라
탁 트인 광경을 보며 함

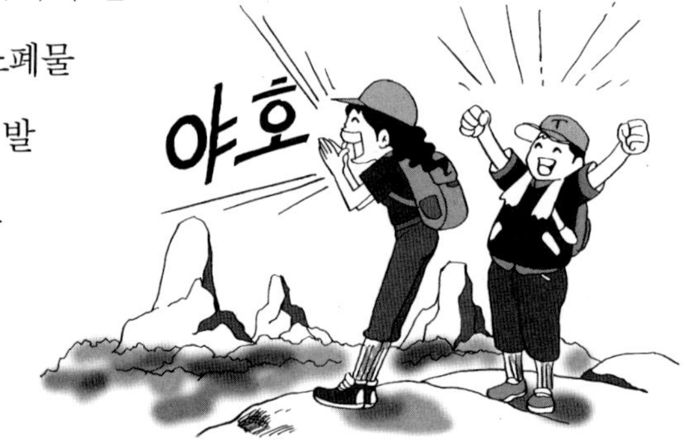

성을 지르는 것은 암 환자의 스트레스를 해소시켜주는 최상의 방법으로 자신이 암 환자라는 스트레스를 극복하고 항상 밝은 마음으로 생활하도록 도와준다. 실외에서 하는 유산소 운동 역시 자연스럽게 햇볕을 쬐게 해주어 체내 비타민 형성을 촉진시키고 암 환자가 활기찬 생활을 할 수 있도록 도와준다.

그러므로 항암제 치료 도중이라고 침대에 누워만 있는 것보다는 적절한 운동을 하는 것이 체력 회복에 더 도움이 된다. 암을 예방하거나 전이 재발을 방지하기 위해서는 매주 3회 이상 규칙적으로 유산소 운동을 하는 것이 좋다.

한 통계 자료에 의하면 비만과 정상 체중인 사람의 암 발생률을 관찰한 결과 비만인 사람에게서 유방암, 대장암 등의 발생률이 3배 이상 높았다. 이는 신진대사가 원활하지 않은 비만 환자가 암이라는 질환에 이환될 확률이 높다는 뜻으로 평소에 적절한 운동으로 비만을 관리하는 것이 암 발생을 예방할 수 있다는 사실을 간접적으로 증명하는 것이다.

또 영국 브리스톨 대학의 클레어 스테빈슨 교수는 운동의 질병 치료 효과에 관한 36건의 연구보고서를 종합 분석한 결과 운동이 백혈병, 유방암, 대상암, 진립선암 환자들의 생활의 질을 개선하는 데 도움이 된다는 사실을 밝혔다. 그리고 수술, 항암 치료, 방사선요법 등 항암 치료가 신체 기능 저하, 피로, 구토, 우울증, 불안 등의 부작용을 수반하는데, 이때 운동을 하면 육체적·정신적인 도움을 받을 수 있다고 하였다.

최근 '웰니스(wellness)'라는 개념이 도입되면서 암을 비롯한 각종 성인병에 대한 예방 치료가 매우 중시되고 있다. 건강은 건강할 때 지켜야 한다. 일주일에 세 번 이상, 한 번에 한 시간 이상씩 운동하는 습관을 들이도록 하자.

등산이나 산책, 배드민턴 등 가벼운 운동을 정기적으로 즐기는 것이 중요하며 기공이나 호흡법을 생활 속에서 규칙적으로 시행하는 습관을 들이도록 하자. 적절한 운동은 암을 예방하고 이미 암에 걸린 경우라도 증세 개선 및 전이, 재발 방지에 많은 도움을 줄 수 있는 대표적인 방법이 되기 때문이다.

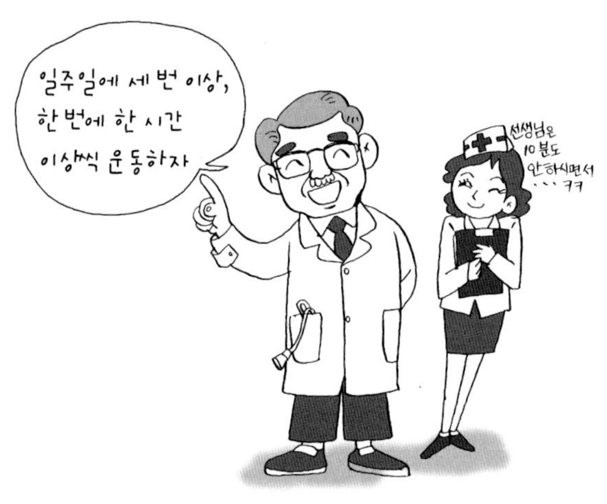

전이 재발 억제를 위한 정신요법

정신적인 스트레스는 육체적인 질병까지도 발생시킨다. 지나친 심리적 스트레스는 암에 걸릴 가능성을 크게 하며, 면역력을 억제하고 호르몬 균형 상태를 깨뜨려 암 세포와 같은 돌연변이 세포 증식을 촉진한다.

오스트레일리아의 유명한 종양학자인 아이언 고울러는 '암 환자들의 주요 발병 요인은 스트레스'라고 하였다. 암 환자들을 관찰해보면 대부분은 암 증세가 처음 나타나기 전 3개월에서 2년 사이에 스트레스를 많이 받는 극적인 사건이 있는 경우가 많은데, 이에 적절하게 대응하지 못하고 그 상황으로부터 빠져 나오지 못하는 무능력이 스트레스라는 신체의 화학적 변화를 유발하여 면역체계를 저하시키고 암 발병에 중요한 원인을 제공한다는 것이다.

면역계가 정상적으로 작동하면 돌연변이 세포 발생이 감소하므로 인체는 암 세포를 탐지하고 소멸하는 데 적합한 상태가 된다. 이는 암 환자 스스로 받고 있는 치료 효과에 대해 신뢰감을 회복하고, 몸의 면역기구 저항력에 대한 확신을 높이는 것에서부터 시작한다.

이러한 새로운 희망과 기대심이 대뇌변연계에 기록되면 시상하부가 작동하는데 시상하부에 새로운 심리 상태를 반영하는 메시지가 전달되고 이 정보가 뇌하수체로 전달되면 시상하부는 억제되어 있던 면역 조직 활동을 활성화하고 돌연변이세포에 저항하는 방위 기구를 활동하게 한다.

이 과정에서 활동하는 대표적인 암 억제 유전자가 바로 잘 알려진 'p53'이다. 한의학은 인체의 면역체계가 정상적으로 활동하면 체내 돌연변이 발생에 효율적으로 저항하여 질병으로 전변되지 않는다는 것을 알려준다.

스트레스는 암 발생뿐만 아니라 성장과 전이, 재발에도 많은 영향을 미치는데 스트레스에 대한 반응으로 분비되는 호르몬 중 코티코트로핀 분비 호르몬 등은 면역력을 결핍시켜 암이 커나갈 수 있는 환경을 조성한다.

현대인들에게 노출되어 있는 스트레스는 이루 말할 수 없을 정도로 많다. 점점 발달해가고 있는 정보화 사회는 엄청난 양의 스트레스를 방출해내고 있고 결국은 암과 같이 무서운 질병이 발생하는 환경을 만든다.

이러한 스트레스를 극복하는 방법에는 크게 두 가지가 있다.

첫째는 육체적 운동으로 마음속의 복잡한 심정을 극복하는 것이다. 열심히 달리거나 등산을 하면서 탁 트인 자연과 마주하면 마음속에 막힌 기운들이 풀어지면서 인체 기혈 순환이 좋아져서 종국에는 암과 같은 질병을 예방할 수 있다.

둘째는 마음의 평화이다. 김수환 추기경은 모든 일에 '내 탓이오'라는 태도를 가지면 스트레스를 받지 않는다고 했다. 자꾸만 집착하고 가지려고 하는 '나'라는 존재를 버리고 모든 일을 내 탓이라는 생각으로 대하면 어느덧 마음의 평화가 생기고 스트레스를 스스로 극복할 수 있다. 이를 위해 하루 10분 정도 하는 명상은 생활의 활력소로 작용할 수 있고 자신을 돌아보는 계기를 마련해준다.

최근 미국에서는 정신종양학이라는 분야가 매우 각광을 받고 있는데 암과 스트레스와의 관계를 중시하고 이를 치료에 활용하는 추세이다. 스트레스에서 자유스러워지고 이를 극복하는 것은 현대의 불치병인 암을 예방할 수 있는 대표적인 방법이 될 수 있다.

또 생활 속에서 웃음을 잃지 않는 것도 매우 중요한 암 예방 방법이다. 오하이오 주립대 낸시 렉커 교수는 '웃음의 효능'에 대해 다음과 같이 언급했다.

첫째, 활동할 수 있는 힘을 준다. 둘째, 극복할 능력을 준다. 셋째, 상호 간에 대화와 마음의 통로를 열어준다. 넷째, 긴장감을 완화하여 준다. 다섯째, 분노를 몰아내고 공격성을 없앤다.

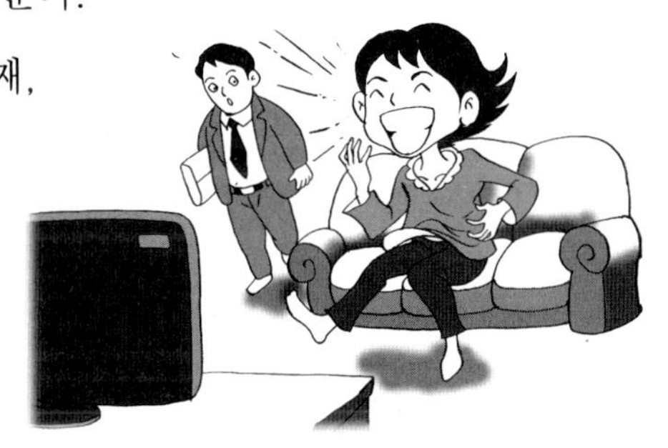

여섯째, 학습 효과를 높이고 기억력을 증진시킨다. 일곱째, 의학적으로 병을 고치는 치료제 효과가 있다.

미국의 극작가 커전스는 통증이 심한 희귀한 관절병에 걸려 완치가 어렵다는 절망적인 진단을 받았는데, 그는 최후 수단으로 코미디 프로그램을 계속 보면서 가능한 한 큰 소리로 웃는 치료법을 택했고, 결국 웃음을 통해 건강을 되찾았다. 이처럼 웃음은 병을 고치는 치료 효과가 있다. 많이 웃을수록 복이 들어온다는 말도 있고, 행복한 사람이 웃는 것이 아니라 웃는 사람이 행복해진다는 말도 있다. 유쾌한 웃음은 동서고금을 막론하고 '건강과 행복'의 상징으로 통용되어 왔다.

웃음은 건강을 유지하고 주변과의 관계를 원만히 만들어 결국 우리 인생이 행복에 이르게끔 도와주는 역할을 한다. 웃는 사람에게는 백약이 필요 없다. 스트레스를 푸는 것도 전이와 재발 억제를 위한 하나의 묘법이 될 수 있다.

수레바퀴 균형요법의 10가지 수칙

다음은 암의 전이와 재발을 억제하기 위한 수레바퀴 균형요법의 10가지 수칙이다. 이를 마음속에 새기고 투병생활을 한다면 반드시 암과 싸워 승리할 수 있을 것이다.

수레바퀴 균형요법 10가지 수칙

01 호랑이에게 물려가도 정신만 차리면 산다. 아무리 암에 걸렸고 절망스러울지라도 완치할 수 있다는 자신감을 가지라.

02 아는 것이 힘이다. 병에 대해 적극적으로 알아보고 이에 대한 명확한 치료 계획을 의사, 환자, 보호자가 삼위일체가 되어 세우도록 한다.

03 반짝인다고 모두 금은 아니다. 어설픈 인터넷 정보, 민간요법이나 대체요법은 오히려 병세를 악화시키므로 주의한다.

04 좋은 약은 입에 쓰다. 일단 수술, 항암제, 방사선 치료 등의 치료 방법이 결정되면 힘들더라도 인내심을 가지고 열심히 치료를 받는다.

05 백지장도 맞들면 낫다. 서양 의학과 한방을 병용하는 치료는 어느 한 쪽만 하는 것보다 훨씬 효율적이다.

06 처마 끝 물방울이 바위도 뚫는다. 매일 조금씩 좋아지려는 노력을 기울이면 결국은 암도 고칠 수 있다.

07 칭찬은 고래도 춤추게 한다. 항상 주변에 감사하고 남을 위한 봉사에 최선을 다한다.

08 아니 땐 굴뚝에 연기 나랴. 발병 전 생활습관으로 돌아가면 반드시 전이나 재발이 되므로 음식·운동·정신·수면습관 개조 등 암의 수레바퀴 균형 치료로 몸을 완전히 바꾼다.

09 꺼진 불도 다시 보자. 아무리 수술, 항암제, 방사선 치료 후 완치 판정을 받더라도 추적 조사를 소홀히 해서는 안 된다.

10 금상첨화, 화룡점정. 추적 조사만으로는 암의 전이와 재발을 방지할 수 없으므로 항혈관 면역 복합 치료를 장기적으로 시행한다.

수레바퀴 균형요법의 구체적인 실천 방법

암의 전이와 재발을 억제하기 위한 수레바퀴 균형요법은 각각
의 시기에 따라 구체적인 실천 방법이 필요하다. 이를 단계별로
살펴보면 크게 항암 방사선 극복 단계, 전이 재발 억제 단계, 건
강한 삶 유지 단계로 나눌 수 있다.

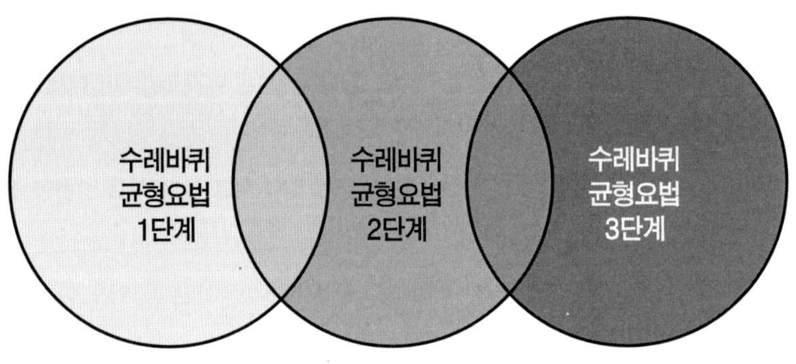

항암 방사선 극복 단계   전이 재발 억제 단계   건강한 삶 유지 단계

항암 방사선 극복 단계

항암 치료나 방사선 치료 중에는 이에 따르는 부작용을 극복
하는 것이 매우 중요하다. 혼자서 하는 것보다는 전문적인 의료
인의 도움을 받아서 시행하는 것이 훨씬 더 효율적이며 필요에
따라서는 입원 치료로 병행해야만 한다. 한방 치료는 항암제와
방사선 치료 기간에 부작용 감소, 면역력 증진, 시너지(협동) 효
과 등이 있으므로 치료를 성공적으로 마칠 수 있게끔 도와주는
역할을 한다.

🍃 전이 재발 억제 단계

전이 재발 억제 단계는 본격적으로 생활습관의 변화를 가져와야 할 시기이다. 대부분의 암은 수술 및 항암 방사선 치료 후 2년 이내에 전이와 재발한다. 따라서 통상적인 수술과 항암 방사선 치료를 성공적으로 마친 경우 약 2년 정도의 기간 동안 항혈관 면역 치료를 시행하면서 동시에 식이 · 운동 · 정신요법을 통해 생활습관을 변화시켜야 한다. 몇 가지 구체적인 방법을 추천해보면 다음과 같다.

식이요법

🍓 매일 좋은 물 1리터 이상 마시기

🍓 음식물은 한 번에 20회 이상 씹어서 삼키기

🍓 콩 관련 음식(청국장, 두유, 식초콩 등)을 많이 섭취하고 고기 섭취는 최소한으로 제한하기

🍓 하루 한 잔씩 녹즙 섭취하기

운동요법

🍓 주 3회씩 1시간 이상 유산소 운동(등산, 수영, 자전거 타기, 태극권 등) 하기

🍓 주 3회씩 체력에 맞춰 근력 운동(철봉, 바벨, 복근 운동) 하기

🍓 스트레칭 또는 요가를 통해 근육 이완하기

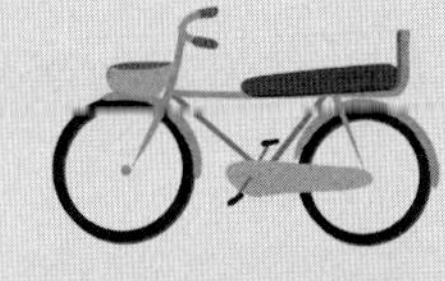

건강한 삶 유지 단계

건강한 삶 유지 단계는 약물 치료 등을 모두 중지하고 변화된 삶의 생활습관을 계속 유지해나가는 것이다. 전이 재발 억제 단계에서 시행하던 식이·운동·정신요법을 느슨하게 하지 말고 완전히 자기 것으로 만들어 일상의 습관으로 만드는 것이 중요하다. 적은 항상 빈틈을 공격한다는 사실을 잊어서는 안 된다.

이상에서 제시한 3단계의 수레바퀴 균형요법으로 암을 극복하고 제2의 삶을 새로 시작하는 승리자가 되기를 진심으로 바란다.

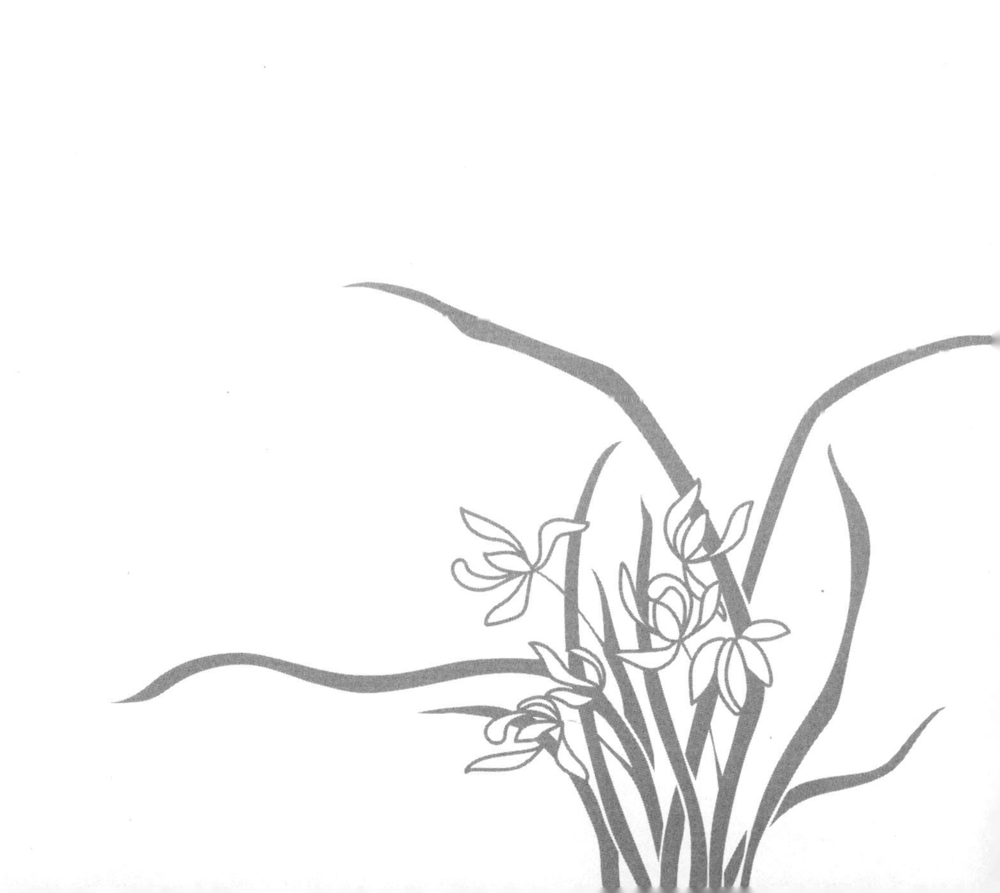

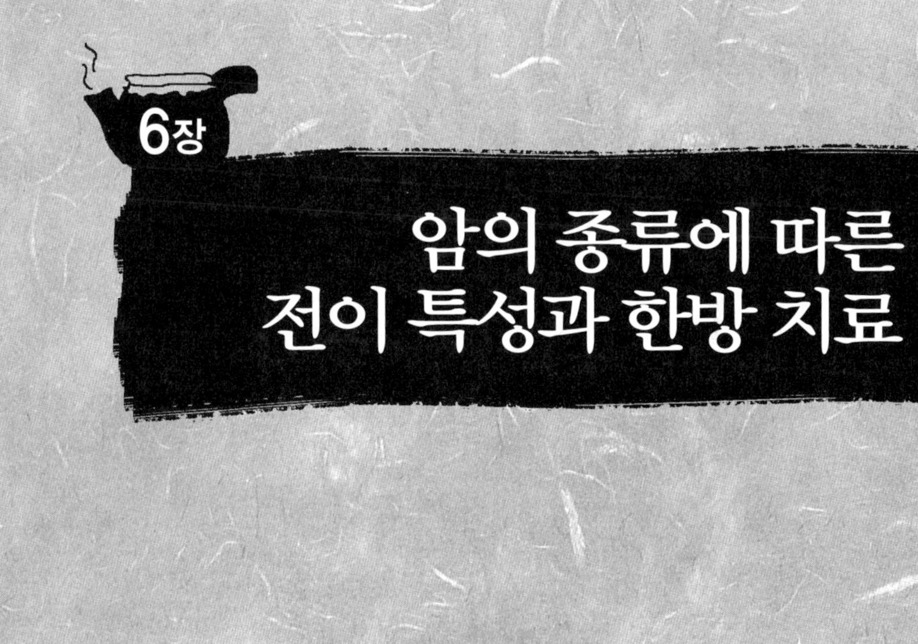

6장
암의 종류에 따른
전이 특성과 한방 치료

폐암의 전이

    폐암의 발병률과 사망률은 날이 갈수록 높아지고 있다. 세계적으로 매년 발병 환자 수는 90만 명 정도에 이른다. 우리나라에서도 지난 10년 간 악성 종양 사망률 평균이 매년 늘었는데 이 중 폐암이 가장 빠르게 상승하였다.

    폐암은 전이 재발률이 높아서 근치적 절제술을 해도 절반 이상이 재발로 사망한다. 폐암의 5년 생존율에 영향을 미치는 인자는 상당히 많은데 그 중 원격 전이가 발생하면 5년 생존율이 현저히 낮아진다.

    폐암의 전이 부위는 상당히 광범위하다. 각 기관마다 전이 발생률을 살펴보면 폐, 골, 뇌, 간, 피하, 부신 순이다. 그밖에 비교적 낮은 전이율을 보이는 부위로는 비강, 편도선, 부신, 비장, 복막 등이다. 폐암의 림프절 발생률은 쇄골상 림프절, 종격동 림프절, 액와 림프절 및 서혜부 림프절 순으로 낮아진다.

주변형과 중앙형 폐암에서 모두 소세포성 폐암의 전이 발생률이 가장 높은 것으로 알려져 있다. 그 다음으로 선암, 대세포암이고 가장 낮은 것은 편평상피암이다.

중국의 한 연구에서 1,229명의 환자를 대상으로 폐암 근치 수술 후 병리 자료를 통계내어 분석한 결과, 림프절 전이에서 선암 발생률이 편평상피암 발생률보다 높게 나왔다. 혈행 전이에서 선암과 대세포암은 편평상피암의 발생률보다 높게 나왔다. 혈청 내 혈관 생성 인자 수치의 상승은 소세포성 폐암의 나쁜 예후와 관련이 있다.

폐암은 병의 진행이 늦게 나타나고 초기에는 뚜렷한 호흡기 증상이 없다. 전이를 동반한 폐암은 뼈, 간, 뇌, 림프절 및 피부 등에 증상이 나타난 다음 호흡기 증상이 발생하는 경우가 많다. 따라서 진단 시 어려운 점이 많고, 진단을 놓치거나 오진하는 경우가 종종 발생한다. 폐암의 전이 형태와 임상 증상을 파악하며 인식하는 것은 폐암 진단 시 매우 중요하다.

폐암 전이로 나타나는 대표적인 증상은 림프절 종대, 출혈(골수전이), 심막 전이로 생긴 심막액, 흉막에 전이되어 발생하는 기흉, 두피 전이에 의한 다발성 두부 종괴, 후두신경 압박에 의한 쉰 목소리 등이다. 때로는 전이로 뇌경색, 성대결절, 척추병변,

경부 종괴, 림프 종대 등이 나타날 수도 있다.

세계보건기구(WHO)에서 제정한 폐암 분기(TNM) 표준을 근거로 살펴보면 폐암 환자의 종격 림프절은 일단 전이가 되면 3기에 속한다. 그 중 같은 쪽 림프절 전이는 3a기에 속하고 반대쪽 림프절 전이(N3)는 3b기에 속한다.

림프절 전이 및 혈행 전이 후에는 신속한 치료가 생존율을 높인다. 혈행 전이는 폐암의 예후를 안 좋게 만든다. 혈행 전이의 치료 후 2년 생존율은 20.2%이고, 림프절 전이의 치료 후 2년 생존율은 34.4%이다.

골 전이

원발성 폐암의 골 전이는 말기 폐암 환자의 50~70%에게 나타난다. 골 전이가 자주 발생하는 곳은 척추이며, 그 중 대부분이 흉추이고, 요추, 미추, 경추에서는 발생률이 적다.

원발성 폐암 골 전이 환자 중 25%는 별다른 증상을 느끼지 못한다. 75%의 환자에게 우선적으로 나타나는 증상은 국한된 부위의 동통이다. 초기에는 동통이 간헐적으로 나타나다가 점차 고정적으로 발생하기 시작한다.

지속성 동통은 야간에 현저히 나타나고 참기가 힘들다. 척추 전이는 척수를 압박할 경우 마비 등 기능성 장애를 유발할 수 있다. 부분 골 전이에 우선적으로 나타나는 증상으로는 골질 파괴다. 일부는 병리적 골절이 나타나는데 발생률은 10% 정도이다. 또 고칼슘혈증은 10%, 척추 압박 증상은 1% 정도 발생한다. 고칼슘혈증은 복통, 오심, 탈수, 신장 이상 등을 불러오며 심할 경우 정신 혼미 및 사망까지도 초래한다. 그 결과 골 전이암이 불러일으킨 사망 원인 중 하나가 된다. 원발성 폐암 중 골 전이 환자의 평균 생존 기간은 약 1년이다.

뇌 전이

폐암 뇌 전이 역시 폐암 치료 실패로 이어지는 사망의 주요 원인이다. 최근 들어 폐암 발병률 증가와 동시에 진단기법이 발전하여 환자 생존율이 증가하였지만 폐암 뇌 전이 발병률 역시 점차 높아지는 추세다.

폐암 환자에게 가장 흔히 볼 수 있는 것은 두개골 전이성 종양이다. 폐암 뇌 전이 발병률은 보고된 바에 따르면 17~66% 정도이고, 폐, 골에 이어 세 번째로 전이가 많이 되는 곳이다.

폐암 치료 후 2년 이상 생존한 환자의 뇌 전이 발생률은 80%에 달한다. 뇌 전이의 90% 이상이 폐암 확진 후 1년 이내에 발생하며, 10%만이 1년 이후에 발생한다. 소세포성 폐암의 경우 10%의 환자에게 뇌 전이가 발견된다.

흉막 전이

폐암은 흉수의 주요 원인 질환으로 약 24~42%를 차지하며 특히 폐선암에서 많이 볼 수 있다. 폐암 환자는 초진 시 약 15%가 흉수 소견을 보이며 폐암의 전체 진행 과정 중 반수 이상에서 발생한다. 흔히 볼 수 있는 증상은 호흡 곤란, 흉통(가슴 통증), 흉민(가슴 답답함) 등이며 50% 이상 환자에게 나타난다. 폐암의 악성 흉수를 진단받은 환자의 평균 생존 기간은 2개월이며 2/3는 3개월 안에 사망한다.

피부 전이

폐암이 피부의 진피 혹은 피하 조직에 침입하는 것을 피부 전이라고 한다. 또 전이가 흉벽과 수술 절개 주변에 발생하는 것을 국소전이라고 한다.

폐암은 뇌, 골, 간과 부신 그리고 피부에 전이가 잘되는 편이다. 폐암의 피부 전이는 약 0.6~5.4% 정도 환자에게서 볼 수 있으며 두피 부위에서 자주 발생한다. 폐암은 남자의 경우 피부 전이암을 일으키는 가장 큰 요인이고, 여자의 경우는 유방암 다음으로 2위를 차지한다.

폐암의 피부 전이 증상은 피부가 단단해지고 선홍색이나 자홍색의 경결(조직이나 그 한 부분이 염증이나 출혈 때문에 결합 조직이 증식하여 단단해지는 것)이 생기며 궤양 등이 발생하는 것이다. 피부

전이의 특징은 흉복부에 많이 발생하며 고정된 피부 결절 양상
으로 나타나는 것이다.

부신 전이

폐암의 부신 전이 발생률은 10~15%이다. 보고에 따르면 소
세포성 폐암은 2.25%이고 비소세포성 폐암은 1.11%로 소세포
성 폐암이 비소세포 폐암보다 발생률이 2배라고 한다. 부신은
폐암의 전이가 잘되는 곳 중 하나로 부검상 폐암의 부신 전이 발
생률은 45%에 달한다.

부신 전이는 혈행 전이의 비교적 말기 양상으로 기타 전이와
함께 있을 가능성이 높다. 특별한 임상 증상은 나타나지 않는다.

간 전이

간 전이의 19%는 흉강의 종양에서 생기며 폐암의 간 전이 발
생률은 41.8%이다.

다음과 같은 증상이 있을 때 폐암의 간 전이를 의심한다.

간 부위가 항상 불편하고 식사 후 복부 팽만, 간헐적 기침 등이 발생한다.

초음파상 간의 다결절성 전이 소견이 보이는데 B형 간염이나 간암의 가족력이 없다.

폐암의 호흡기 관련 증상이 나타나지 않은 상태에서 요통과 하지 동통 등의 증상만으로 요추간판 탈출증으로 오진하는 경우도 종종 있다.

폐암의 한방과 서양 의학 병용 치료

폐암에 대한 한의학적 치료는 최근에 비교적 큰 발전을 하였다. 한의학에서는 자음청폐(滋陰淸肺), 온양익기(溫陽益氣), 활혈화어(活血化瘀)를 주요 치료법으로 삼고 있다. 즉 폐의 음을 보충하고 담을 없애주며, 순환을 도와 따뜻한 기운을 돋워주며, 어혈을 없애준다. 이 세 가지는 한방에서 사용하는 기본적인 폐암 치료법으로 폐의 적절한 기능 유지를 도와준다. 특히 일부 말기 환자에게는 한약을 위주로 하는 치료 방법이 더 만족스러운 효과를 줄 수 있다.

중국 북경의 광안문병원 종양과에서는 암 세포를 직접 공격할 목적으로 혀 표면에 황색의 두꺼운 태가 끼어 있으면 폐열증(肺熱證 : 폐에 병적인 열이 치성한 상태)이라 하여 천금위경탕(위경,

의이인, 과체, 도인으로 구성)을 종종 활용한다. 폐열증은 습사(체내 대사순환이 안 되어 습이 정지되어 있는 상태)를 동반하는 경우가 많으므로 기침의 유무에 상관없이 청열거습(淸熱祛濕 : 열을 누그러뜨리고 습을 없애줌)하는 방향으로 치료한다.

폐암은 말기로 갈수록 한방에서 말하는 폐음허(肺陰虛 : 폐의 진액이 말라서 건조한 상태)가 된다. 그 증상으로는 마른기침이 나면서 숨이 차고 가래가 목에 달라붙어서 잘 배출이 안 되며 입이 마르면서 오후에 열이 한 차례 나기도 하고 가래에 혈액이 약간 섞여 나오기도 한다. 맥은 가늘면서 빠르게 뛴다.

폐음허를 개선시키는 백합고금탕(생지황, 숙지황, 맥문동, 백합, 백작약, 당귀, 패모, 감초, 현삼, 길경으로 구성)이나 청조구폐탕(상엽, 석고, 감초, 인삼, 호마인, 아교, 맥문동, 행인, 비파엽으로 구성) 등이 효과적이다.

처방 중 백합은 암 세포의 유사 분열을 억제하고 대식 세포의 면역 기능을 높인다. 백합 속에 포함되어 있는 비타민 C도 암을 억제하는 작용을 한다. 또한 천문동은 종양 억제율이 44%나 되는데 특히 편평상피암과 선암에 효과적이며 폐 전이의 억제 및 NK 세포를 합성화한다. 그 외에 비파엽, 어성초, 반지련, 패모는 모두 폐암에 대하여 항암 작용을 하는 중요한 약물이다.

중국의 호남의과대학 제1부속병원 중서의결합연구소의 양청화 등은 말기 폐암 환자 44명에게 한방 치료와 방사선 치료, 항암 화학요법을 병용하여 치료한 후 장 · 단기 효과를 관찰한 결과 한방과 서양 의학 병용 치료군이 항암제나 방사선 치료만을 한 경우보다 치료율이 높았음을 밝혔다. 이것은 서양 의학으로 치료할 때 나타나는 부작용이나 면역 기능 저하를 한방 치료가 효과적으로 해결해주기 때문이라 볼 수 있다.

▶ 치료 방법에 따른 장기 치료 효과 차이 ◀

치료군 분류		중위 생존 기간(월)	평균 생존 기간(월)
한방과 서양 의학 병용 치료군	한약＋방사선＋화학	17	26.3
	한약＋화학	14	21
	한약＋방사선	14	20
단순 서양 의학 치료군	방사선＋화학	10	14
	단순 항암 화학요법	8	11
	단순 방사선 치료	9	10.3

위 표에서 볼 수 있듯이 평균 생존 기간도 한방과 서양 의학 병용 치료군이 단순 서양 의학 치료군보다 약 2배 정도 연장되는 것을 알 수 있다.

간암의 전이 

    간세포암은 조직 구조의 특성상 조기 전이가 쉽게 일어나는데 이는 불량한 예후의 원인 중 하나이다. 간암 환자를 부검하면 50~84.6%에서 전이가 발견된다. 통상적으로는 먼저 간 안에서 암 세포가 확산되고, 나중에 간 밖으로 전이가 일어난다.

    문맥색전(간문맥이 종양 등에 의해 막히는 것)은 원발성 간암이 발생시키는 특징이다. 중·말기 간암이 있으면 문맥색전 발생률이 매우 높다. 문맥색전은 간 내 전이와 치료 후 재발을 야기하고 문맥압을 가중시켜 식도정맥류를 만들어 대량 출혈을 일으키기도 한다. 문맥압은 치료가 쉽지 않으며, 문맥색전이 있으면 수술이나 색전술 치료 등 통상적인 간암 치료도 심각하게 제한된다.

문맥색전

　원발성 간암에서 문맥색전이 생기는 이유는 정확치 않다. 일반적으로 간암 덩어리는 간 동맥으로부터 혈류 공급을 받는데 종양이 이에 해당하는 문맥분지 말초혈관을 막아서 문맥에 회류 혈행로를 만들면 암 세포는 문맥분지에서 일정 거리를 역류하다가 정상적인 흐름의 문맥 혈류와 충돌하여 부근의 문맥분지에 암색전을 형성한다고 알려져 있다.

　암색전은 동맥성 간암 혈관의 공급을 받아 계속적으로 문맥 말초 부위 혹은 역행성 간문부로 성장하여 간 내 전이 병소가 된다. 간암에서 가장 흔히 볼 수 있는 전이 경로는 문맥을 통한 간 내 확산인데, 이는 조기에도 발생이 가능하다.

　암색전의 발생과 분포 또한 간암 병소의 유형, 크기 및 분포와 연관되어 있다. 미만형 간암과 문맥색전의 합병 발생률이 가장 높고 다음은 종괴형, 결절형 순이다. 종양이 크면 클수록 암색전 발생률이 높다.

　문맥색전과 문맥압 항진이 있는 환자의 약 80% 이상은 간암과 동시에 간경화를 동반한다. 광범위한 문맥색전이 있는 경우 흔히 복수, 소화기 출혈이 있고, 출혈 후에는 간 기능 저하와 간성 혼수가 나타나며 심지어 사망에 이른다. 병의 진행 과정이 빠르기 때문에 간경화 환자의 문맥 증상과는 구별하여 급성 문맥압항진증이라고 한다.

　간경화 문맥항진증의 예후는 비교적 좋지 못하며 간암 환자 중 1/3이 문맥압항진증으로 생긴 소화기 출혈로 사망한다.

담관 전이

간세포암이 담관에 침윤되는 것은 문맥이나 간정맥의 경우보다는 드물다. 간세포암은 간 내 미세담관에 침윤된 후에 담관의 기능을 방해하고 점차로 간관과 총수담관에 진입한다. 그 발병 비율은 1~2% 정도이다.

혈관 전이

간암의 혈관 전이는 비교적 많이 발생하는 편이다. 간암 세포가 혈관 내로 침범하면 간 내 문맥을 침범하여 간 내 확산을 일으킬 수 있다. 이런 종류의 확산은 대부분 먼저 동측엽에 발생하고, 그 후 대측엽에 발생해서 간정맥에 이른다. 이후 폐와 전신 기타 부위까지 이를 수 있다. 간암에서 가장 잘 발생하는 혈관 전이는 간 내 확산이며, 폐와 뼈, 부신, 흉강 내 등에서도 전이가 발견된다.

림프 전이

간암의 림프절 전이는 매우 빈번하게 발생한다. 특히 담관세포암은 통상적으로 우선 간문 림프절에서 먼저 보이고, 쇄골상 림프절에서도 종종 발견된다.

직접 전이

간암은 횡격막, 위, 결장 등 가까운 기관 조직을 직접 침범할 수 있으며, 이 경우 복부의 해당 부위에 종괴가 촉지된다. 간암의 결절이 파열된 경우 복부 팽창과 암성 복수가 발생한다. 광범위한 전이가 있는 환자의 맥박은 일반적으로 빠르고 확연하다.

간암의 한방과 서양 의학 병용 치료

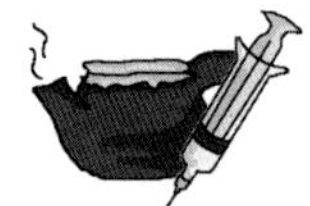 간암은 초기 증상이 명확하지 않고 발전 속도가 빨라서 발견 시에는 이미 대부분이 말기이며 간 내 혹은 간 외 전이가 이루어져 있다. 간암의 한방 치료는 매우 중요하다. 말기 간암 환자는 한방 치료를 통해 신체의 면역 능력을 증대하며, 방사선 치료와 항암제의 독성 부작용을 줄이고 회복 시간을 단축할 수 있다.

간암의 한방 치료는 적용 범위가 넓고 독성 부작용이 적어 생존율과 삶의 질 모두를 개선하며 종양의 성장 속도를 늦출 수 있다. 특히 수술이나 항암 화학요법, 방사선 치료를 할 수 없는 말기 환자의 경우에는 단독 한방 치료나 혹은 한방과 서양 의학 병

용 치료로 효과를 볼 수 있다.

한방 치료만을 단독으로 하는 것이 좋은 경우는 다음과 같다. 첫째는 간경화가 분명하면서 간 내에 암병소가 작지만 간 전반에 걸쳐 미만성으로 퍼져 있는 경우이다. 둘째는 간경화가 심하면서 암 종괴가 비교적 큰 경우로 기타 치료를 할 수 없는 경우인데 이 때는 치료 효과가 그리 좋지 못하다. 셋째는 간 기능이 많이 떨어져 있는 간암 환자의 경우로 우선 한방 치료로 간 기능을 회복한 후 다른 치료를 생각해보아야 한다. 넷째는 황달, 복수가 있는 말기 환자의 경우인데 서양 의학 치료는 불가능하고 한방 치료가 효과적이다. 다섯째는 수술, 방사선 치료, 항암 화학요법과 더불어 보조요법으로 한방을 이용할 때이다.

한방과 서양 의학의 결합은 어느 한 쪽만으로 단독 치료하는 것보다 더욱 효과적이다. 임상 실험 결과 이러한 병행 치료는 종양 치료 후 재발을 일으키는 종양의 찌꺼기를 제거해줄 뿐만 아니라, 세포의 면역 기능을 강화하는 효과가 있었다. 또한 증상의 경감, 삶의 질 개선 그리고 생존 기간 연장의 효과가 있었으며 특별한 부작용은 나타나지 않았다.

수술 불가능한 거대간암 환자를 두 그룹으로 나누어 각각 한방 치료와 경동맥 화학 색전술을 시행한 결과 한방 치료가 더 높은 생존율과 생존 기간 연장 효과가 있었음을 밝혔다. 또한 한방과 항암 치료의 병행은 효과적인 비수술적 치료가 될 수 있음을 제시하였다.

대장으로 전이된 간암에는 간동맥색전술과 한방 치료를 겸하는 것이 어느 한 쪽만 사용하는 것보다 더 좋은 치료 효과가 있었다. 즉 전신 항암 치료보다는 간동맥색전술을 위주로 하여 한방으로 관리하는 것이 이상적이라는 보고이다.

중국의학과학원 부속 종양병원의 연구 결과 항암 화학요법, 방사선 치료, 한방 치료의 3가지 종합 치료를 병용하는 환자군의 효과가 가장 좋았음이 밝혀졌다. 치료 후 생존 기간도 한방을 병용한 종합 치료의 경우가 가장 긴 것을 알 수 있었다. 한방만으로 치료한 136명 간암 환자군의 생존율과 병소 안정율을 관찰한 결과, 한방 항암제인 간복방(황기, 당삼, 백출, 복령, 시호, 천산갑포, 도인, 단삼, 소목, 조휴, 모려분, 서부로 구성)을 투여한 환자군이 항암 화학요법만으로 치료한 환자군보다 치료 후 6개월과 1년 생존율이 오히려 높았다. 이러한 사실은 암 치료 시 항암 화학요법만이 전부가 아니며 한방 약물이 전신 신진대사를 촉진하거나 몸속의 독소를 제거함으로써 부수적으로 환자의 체질을 개선하거나 저항력을 높여 암을 이기게 하고, 생활의 질을 향상하는 경우가 많이 있음을 보여주는 예라 할 수 있다.

유방암의 전이 

유방암은 여성들이 가장 쉽게 걸리는 악성 중양 중 하나이다. 전 세계에서 120만 명에 달하는 여성들이 매년 유방암에 걸리며, 50만 명 정도가 유방암으로 사망하고 있다.

유방암은 일종의 전신 질환으로 여겨지는데 근치 수술 후 재발 전이율은 50% 정도이며, 1cm의 조기 병변도 잠재적 전이 가능성을 가지고 있다.

유방암의 사망 원인은 대부분 원격 전이에 있다. CT, MRI 등 각종 검사에서 원격 전이의 증거가 없고 심지어는 수술로 국부 병소를 철저히 제거했고 조직학적으로도 액와 림프절에서 암세포의 침범을 발견할 수 없었더라도 5년 이내에 30%의 환자에게 재발과 전이가 발생한다. 한 보고에 의하면 76%의 환자가 재발과 전이 2년 전후로 사망했을 정도로 예후가 좋지 않다. 일단 원격 전이가 발생하면 유방암 환자의 5년 생존율은 현저히 낮아진다.

유방암 수술 후 전이가 발생되는 평균 시간은 쇄골상 림프절 전이가 가장 짧은 23.1개월이고, 골 전이가 가장 긴 29.1개월이다. 유방암 환자의 경우 수술 후 2년 이내에 재발이 없다고 방심을 해서는 안 된다. 왜냐하면 2년 반이 되어서야 비로소 재발의 고 위험기에 도달하기 때문이다. 전이가 발생해 사망하기까지 시간은 간 전이의 경우 가장 짧은 4개월이어서 일단 간 전이가 나타나면 예후가 좋지 않다.

일단 암 세포가 순환 혈액에 진입하면 여러 장기에 전이하는 경향이 있는데, 원격 장기 전이가 일어나도 전이 병소가 단독일 경우는 수술을 해도 빠르게 타 장기에 전이가 발생하므로 의의는 그리 크지 않다. 유방암의 장기 생존율을 높이기 위해서는 조기 발견 및 조기 수술 외에 이를 보완하는 전신 치료법을 찾아내야만 한다.

혈행성 전이

혈행성 전이는 유방암의 주요 사망 원인이 된다. 임상적으로 유방암 확진 시 대략 환자의 5~15%는 이미 원격 전이가 이루어진 상태에 있다. 유방암 전이가 쉽게 발생하는 기관을 순서대로 보면, 폐, 뼈, 간, 연 조직, 뇌, 부신 등인데 몇몇 학자들은 뼈가 가장 주요한 전이 부위라고 보고하였다.

천진의과대학 부속병원 종양병원에서 1,071명의 유방암 환자 수술 후 재발 병례에 대한 보고에 의하면 940명에게 원격 전이가 있었고, 이 중 흉곽 내 장기 전이는 52%, 늑골 전이 28%, 간 전이 13%, 뇌 전이가 4%를 차지했다. 상술한 4개의 장기는 유방암에서 가장 많이 볼 수 있는 혈행 전이 부위다.

유방암은 신체 어떤 부위에도 전이가 발생할 수 있다. 예를 들면 반대측 유방, 피하 결절, 난소, 복막, 상악골, 눈 안 부위, 비장, 결장, 뇌척수막에도 전이가 보고되고 있다.

유방 전이

유방암 대부분은 원발성이며, 속발성이나 전이암에 속하는 경우가 극히 드물다. 만일 종양 발생 부위가 피부의 겉이거나 결절이 다수라든지 양측에 동시에 발생한 경우라면 선이싱 유방암을 고려해보아야 한다.

환처는 불편하거나 동통이 있을 수 있는데, 일반적으로 유두 수축이나 진물이 나오는 증상은 없다. 유방 전이성 종양은 병의 진행이 매우 빠른 경과를 보인다.

유방 전이암은 반대쪽 유방에서 온 것이 가장 많으며 약 30%

를 차지한다. 원발 종양으로부터 혈행 전이를 통해 유방에 전이되는 악성 종양은 비록 적지만 유형은 다양하다. 예를 들면 악성 림프종, 백혈병, 악성 흑색소종, 상피세포종, 폐암, 위암, 간암, 신장암, 자궁암, 난소암, 갑상선 경계암, 각종 육종 등이 있다.

림프 전이

유방암 임파 전이의 임상 특징은 액하, 경부 림프절이 커지거나 단단해져서 덩어리를 형성하는 것, 침범 받은 림프절의 직경이 1cm를 초과하는 경우가 드문 것 등이다. 다발성, 특히 멍울 상태의 림프절 종대는 암 전이 림프절의 주요 증상이다.

유방암 세포는 주로 액와 림프절로 전이한다. 유방암의 종괴 크기와 액와 림프절 전이율 및 전이수와는 정비례하고, 원발성 종양 크기와 생존율과는 반비례한다. 하지만 절대적인 것은 아니다. 원발병소가 1cm보다 작더라도 액와 림프절 전이가 대략 20%를 차지하면 예후는 원발암의 크기로 판단하기가 어렵기 때문에 림프절 전이가 발생했는지, 전이가 어느 정도 진행되었는지 파악해야 한다.

유방암 발생 부위에 따라서도 전이율이 달라지는데, 유방암 발생 위치가 유방 내측 1/2과 유두 부위이면 전이율이 높고, 외측이면 비교적 낮다. 내측 유방 림프절 전이와 임상 병기는 정비례하고, 병기가 늦을수록 전이율이 높다.

내측 유방 림프절 전이와 액와 림프절 전이 또한 정비례한다. 내측 유방 림프절 전이는 액와 림프절 전이를 동시에 동반한다. 하지만 외측 유방 림프절 전이의 경우는 액와 림프절 전이가 거의 없다. 유방 림프액의 흐름에서 75%가 같은 쪽 액와 림프절로 들어가기 때문에 액와 림프절은 유방암에서 가장 흔하게 볼 수 있는 림프절 전이 부위다.

폐 전이

유방암의 폐 전이 발생률은 연구마다 다르지만 대략 12~23.1% 정도로 비교적 높다. 유방암 폐 전이는 다른 악성 종양의 폐 전이에 비하여 더 많이 발생하고 예후도 좋지 않다. 유방암으로 사망한 환자의 부검 병례 중 50~80%가 폐 전이가 있었다.

유방암 발생 후 폐 전이까지 걸리는 평균 시간은 18개월이며, 폐 전이 후 평균 4개월 후부터 계속해서 전이가 발생하는데, 폐, 골, 간, 흉벽이 흔한 전이 발생 부위다. 전이는 일반적으로 광범위하게 발생하는데, 이 중 한 곳만 선이된 경우는 21% 정도이다. 생존 시간이 길수록 폐 전이 발생 경향이 높다. 유방암 환자에게 일단 폐 전이가 발생하면 생존 기간은 42개월 정도다.

골 전이

유방암은 매우 쉽게 골 전이가 발생하여 암성 통증을 유발하고 생활의 질을 저하시킨다. 최근 골 촬영 기술의 현저한 발전과 더불어 골 전이의 발견이 쉬워졌다. 대다수 환자는 골 전이가 수술 후 2~3년 안에 이루어지고, 소수 환자는 유방암 수술 후 10년 후에 나타나며, 심지어 15년이 되서야 골 전이가 발생하기도 한다.

유방암 척추 골 전이의 중앙 생존값은 가장 긴 경우 14.5개월에 달한다. 유방암 골 전이의 발생 기전은 파골 세포를 자극하여 파골 세포의 활성을 일으켜 골질 용해를 빠르게 하기 때문으로 알려져 있다.

유방암의 골 전이로 흔히 나타나는 진행성 골통증, 병리성 골절과 척수 압박증은 환자의 생활의 질을 급속도로 떨어뜨린다. 통계적으로 90%의 유방암 골 전이 환자가 통증을 경험했다고 하였다. 유방암이 추체로 전이가 되면 추체가 골절되거나 변형된다. 또 척추와 척수를 압박하여 압박증이 나타나고 심지어는 장애가 발생하기도 한다.

간 전이

간 역시 비교적 흔히 볼 수 있는 유방암의 전이 부위 중 하나이며, 간 전이는 유방암 치료의 실패 원인 중 하나가 된다. 그러므로 유방암 간 전이의 발생과 발전, 성격 및 임상 특징을 이해하는 것은 예방과 치료에 중요한 의의가 있다.

유방암 간 전이의 특징은 조기 발생과 수술 효과가 크다는 것이다. 간 전이는 유방암 수술 후 2년 내에 발생하며 10~26%의 환자에게 나타난다고 알려져 있다.

유방암 간 전이는 특별한 치료 방법이 정립되어 있지 않기 때문에 일단 발생하면 병세가 빠르게 진행되고 예후가 나빠 평균 생존 기간이 3개월~2년으로 알려져 있다.

유방암 간 전이의 조기 증상은 심각하지 않다. 피로감, 식욕 감퇴 등이 가볍게 나타날 수 있으며 심지어는 아무런 증상이 없는 경우도 있다. 증세가 악화되면 상복부 등의 불편감, 가벼운 통증, 간 종대, 복수 등이 나타난다.

뇌 전이

유방암으로 사망한 환자 중 5~10%가 뇌 전이의 임상 증상이 있었고, 부검 결과 뇌 전이 발생률은 15~20%나 되었다. 뇌 전이암의 원인 질환으로는 폐암이 1위를 치지하고 유방암이 그 뒤를 잇고 있다. 여성 뇌 전이암 중에서는 유방암이 가장 흔하며, 유방암 뇌 전이 후의 기대 생존 기간은 1개월 정도이다.

유방암 뇌 전이의 주요 특징은 두통, 오심 등 두개 내압 증가와 신경 반사 이상 등이다.

유방암에서 뇌 전이를 발견했을 때는 이미 말기인 셈이다. 뇌 전이와 동시에 폐 및 기타 부위에도 전이가 이미 이루어졌을 가능성이 높아서 수술에 한계가 있다.

피부 전이

약 30%의 유방암 환자에게 피부 전이가 발생한다. 유방암 피부 전이의 경우 60%가 간, 폐, 골 등의 전이와 함께 이루어지며, 대다수의 유방암 피부 전이는 수술 후 3년 이내에 발생한다.

유방암 근치 수술 후 피부 전이가 발견된 28명의 환자를 분석한 결과 그 발생 시기가 1년 이내는 16명(57%), 3년 이내는 23명(82%)이었으며, 가장 늦은 경우는 13년 후였다. 또 유방암 환자 60명의 근치 수술 후 피부 전이 시기는 1년 이내가 12명(20%), 1~3년은 32명(53%), 3~5년은 8명, 5년 이상은 8명이었다.

유방암 피부 전이의 임상 증상은 원발병소 위쪽 피부에 많이 국한되어 있고, 전신 각 부위에 퍼진다. 흔히 발생되는 부위를 순서대로 보면 흉벽, 액와, 두경, 상지, 복부, 배꼽 주위 및 등 부위이다.

흉막 전이

악성 흉수 중 약 25%는 유방암의 흉막 전이로 일어난다. 종양 세포가 침범하여 흉막의 여과와 반복 흡수 경로에 문제를 유발하기 때문이다.

유방암이 흉막에 전이하면 기침과 천식을 가장 흔히 볼 수 있는데, 심한 환자는 호흡 곤란이 있고 밤에 눕지도 못한다. 가슴의 묵직한 통증과 갑갑함 등이 대략 증상의 50%를 차지하고, 체중이 30% 정도 감소한다. 흉수는 대부분이 혈성이다.

난소 전이

유방암의 난소 전이 발생률은 23~40%이다. 난소 전이가 나타나면 유방암은 말기이며 예후가 좋지 않다. 임상에 의하면 82.4%의 환자가 난소 전이 확진을 받았을 때 이미 난소 밖에까지 전이가 되어 있었다. 주요 부위는 간, 폐, 뇌 및 골이고 1년, 3년, 5년의 생존율은 각각 68.8%, 23.0%, 5.9%이다. 유방암의 최초 치료에서 난소 전이 확진까지 중앙생존값은 11.5개월이고, 난소 전이 확진 후 사망까지 중앙생존값은 16개월이다.

난소는 혈액 공급이 풍부하여 전이가 일어나기 쉽다. 폐경 전 여성의 난소는 여성 호르몬을 대량 분비하여 암 세포를 활성화시키므로 난소 전이 경향이 있는 것으로 알려져 있다.

유방암의 한방과 서양 의학 병용 치료

전이성 유방암은 치료가 어렵다. 유방암의 주요 치료 수단은 여러 가지 약물을 함께 사용하는 다제병용 항암요법이고 통상적으로 고식적인 치료에 해당한다. 치료는 주로 환자의 생존 기간을 연장하고 삶의 질을 높이는 데 초점을 맞춘다. 일반적으로 예후가 좋지 않으므로 골수 억제, 반응률 저하 등이 치료 실패를 유도한다.

임상적으로 보면 유방암은 한방 치료를 위주로 하면서 수술, 방사선 치료, 항암 화학요법을 병용하는 방법이 현재로서는 비교적 이상적인 치료 방법이라 할 수 있다. 수술은 직접 종양을 절제할 수 있고, 방사선 치료, 항암 화학요법은 암 세포를 살상할 수 있으나 생체의 면역 기능을 손상시킨다. 따라서 여기에 한방 치료를 병용하면 체내 자연 치유력 증진은 물론 항암 능력을 증강할 수 있고 부작용을 경감할 수 있다. 결과적으로 환자의 생존율과 생활의 질 향상 그리고 전이와 재발 방지에 효과적이다.

한방 면역 치료는 체내의 자연살해 세포(NK세포)의 능력을 보호하거나 증강할 수 있다. 또 암을 억제할 뿐만 아니라 신체를 손상하지 않는 약물을 사용하면 수술한 곳을 빨리 회복할 뿐만 아니라 생체 면역 기능을 향상할 수 있고 잔여 암 세포를 억제할 수 있다.

통계에 의하면 서양 의학으로 종합 치료를 하면 1기 완치 수술 후 5년 생존율은 85~90%, 2기는 60~70%, 3기는 40% 전

후이지만, 한방과 서양 의학 병용 치료를 하면 다음과 같이 생존
율이 높아진다.

	1기(%)	2기(%)	3기(%)
서양 의학 종합 치료	85~90	60~70	40
서양 의학 종합 치료 + 한방 치료	95.3	84.1	66.7

위 표에 따르면 한방과 서양 의학 병용 치료 결과 1기는 5년
생존율이 95.3%, 2기는 84.1%, 3기는 66.7%이다. 일단 서양
의학 치료법으로 종양이 안정 상태에 접어들면 한방에서도 암
세포에 직접 작용하는 약물이 위주가 되는 항암성 한방 약물을
사용한다. 암의 증식을 억제하거나 전이 재발을 방지할 목적에
서다.

중의연구원 광안문병원 종양과 왕계면는 1기 66명(30.6%), 2
기 72명(33.3%), 3기 38명(17.6%), 4기 40명(18.5%) 등 총 216명
의 유방암 환자를 대상으로 한방과 서양 의학 병용 치료를 한 결
과 다음과 같은 단기 치료 효과를 보였다고 하였다.

소화기 반응	체중 변화(%)	혈액 검사 소견	면역 기능
음식량 유지 45명	증가 17명(28.3)	백혈구(4000/$\mu\ell$)와 혈소판(8$\times10^4/\mu\ell$) 수치가 정상 이하로 떨어진 경우 : 없음	대식 세포의 탐식율과 탐식 지수 증가
음식량 감소 15명	유지 32명(53.3)		
오심(+)설사구강 궤양(−)	하강 11명(18.3)		

216명에 대한 추적 조사 결과 5년 생존자는 170명으로 생존율은 78.7%였다. 이는 일반적인 수술과 항암 치료만을 한 후의 5년 생존율 71.2%보다 높고, 수술과 방사선 치료를 한 경우의 62.4~51.1%에 비해서도 높은 결과이다.

위암의 전이 

위암은 최근 발병률이 약간 감소하였으나 그래도 여전히 우리나라 국민의 생명을 위협하는 대표적인 악성 종양이다.

위암 수술 후 각각의 전이 발생률에 대해서는 각 학자마다 큰 차이를 보이고 있어 림프절 전이는 5.3~40%, 혈행성 확산은 4.2~22.4%를 차지한다고 하였다.

위암의 원격 전이는 위암 환사의 주요 사망 원인이다. 진행성 위암은 여전히 암 환자의 대다수를 차지하고 있으며 상당수는 원격 전이를 동반하고 있다. 진행성 위암의 전이 및 수술 후 재발에 대한 연구는 위암 환자의 생존율 향상과 삶의 질 개선에 중요한 의의가 있다.

비장은 소화기 암 환자의 암 전이를 억제한다고 추정되고 있으므로 비장을 보존하는 것이 암 치료에 중요하다. 또한 헬리코박터 파일로리와 같은 균은 지속적으로 염증을 발생시켜 상피세포와 같은 세포의 재생을 촉진하므로 암을 유발할 수 있다.

위암의 전이는 일반적으로 초기에는 특별한 임상 증상이 없으나, 전이 병소가 커지면 장관을 압박, 침입하여 위장관 폐색이 나타나는 경우도 있고, 폐색성 황달이 나타나기도 한다. 흉관을 통한 전이가 이루어졌을 때는 좌쇄골상 림프절 종대가 나타난다. 복막 전이는 위암 전이 중 림프절 전이 다음으로 많이 발생한다.

암 세포가 복막 혹은 기타 장기의 표면에 파종성 전이를 형성하면 복막내 파종이라 한다. 복막 전이가 일어나면 대개 복수가 나타나고 장관 협착 및 장 마비 등이 발생할 수도 있다. 또 원인대 전이가 배꼽에 다다르면 배꼽 부위에 딱딱한 결절이 만져진다.

간 전이

위암의 간 전이율은 약 50% 정도이다. 일반적으로 간 전이 중 좌·우엽의 발생률과 위암 부위는 상관이 있다. 즉 원발암이 위장의 아래 중앙 부위에 있는 경우는 간 우엽 전이가 많이 보이고, 위의 상부와 중앙에 있는 경우는 간 좌엽이 많이 보이게 된다. 그러나 전·후벽과는 상관이 없다. 간 전이는 일반적으로 성별과 상관없이 모든 연령대에서 발생하는데, 그 중에서도 고령자에게 많이 관찰된다.

간 전이 조기에는 현저한 간 기능 장애를 동반하지 않으나 진행되면 황달과 간 종대가 나타난다. 간 전이자는 고식성 위절제술을 받더라도 그 예후는 여전히 나쁘다. 위암의 간 전이 중앙생존값은 5.5개월이며 2년 내 대부분 사망하였다는 보고가 있다.

폐 전이

위암의 원격 장기 전이 중 폐 전이는 간 전이 다음으로 많은 20~40%를 차지한다. 위암 폐 전이와 원발 위암의 생리병리학적 특성은 밀접한 관계가 있다. 최근에 와서 폐 전이에 대한 외과 수술의 진전은 비교적 빠른 편이며 고무적인 성과도 보였다. 그 결과로 톰포드 등은 폐 전이에 대한 외과 수술 치료의 5년 생존율을 30.3%라고 보고하였지만 대부분의 자료에서는 위암 폐 전이의 수술 치료 효과가 좋지 않다고 보고하고 있다.

난소 전이

위암 난소 전이는 '쿠르큰베르그 암'이라고도 칭한다. 난소 전이의 1/3, 심지어 1/2은 위암에서 전이된 것일 정도로 차지하는 비율이 높다. 난소 전이의 발병 연령은 대부분 30~50세이고 젊은 환자군이 노인층보다 훨씬 더 많다. 전이성 난소암 중 복수가 나타나는 경우가 많으며 대부분은 복부 종괴가 발생한다.

골 전이

위암이 골로 전이될 확률은 높지 않아 약 0.8~2.1%이다. 질병 진행이 매우 빠르고 예후도 좋지 않다.

위암의 한방과 서양 의학 병용 치료

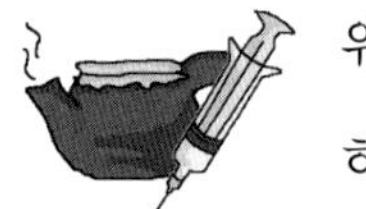 위암에 대한 한방과 서양 의학 병용 치료는 특별히 수술, 방사선 치료나 항암 화학요법을 병용하거나 이미 3기나 4기로 완치를 목적으로 하는 수술이 아닌 고식적 수술을 한 환자의 경우에 활용하면 효과적이다. 한방 치료는 전체적인 항암 치료 효과를 높이며 항암 치료 과정 중에 나타나는 부작용을 감소시키고 증상을 개선하며 생활의 질을 향상하고 생존 기간을 연장한다.

한방을 기준으로 진단하면 예후 판정과 치료에 효과적이다. 한방에서는 혀를 관찰하는 진단을 중요시한다. 혀가 자색일 경우 수술을 해도 예후가 좋지 않고 치료를 해도 홍색으로 변하지 않으면 효과가 거의 없기 때문이다. 혀가 자색을 띠면 조직에 산

소가 부족하다는 신호이며 이를 한방에서는 어혈이라고 한다. 어혈이 있으면 혈액의 흐름이 느려지고 혈류량도 줄어든다. 한방에서는 활혈화어 작용을 하는 약물을 사용하여 어혈을 풀어줌으로써 치료 및 예후를 좋게 한다.

서양 의학 치료와 한방 치료를 병용하는 최대 목표는 서양 의학 치료 중에 생긴 면역 기능 저하와 골수 억제 등과 같은 부작용을 막고, 그에 따른 치료 포기 등을 방지하는 것이다. 특히 아드리아마이신과 미토마이신 등의 약물로 항암 치료를 하면 골수 억제가 심하고 면역지표인 T세포와 NK세포의 하강이 뚜렷하며 시간이 오래 흘러도 회복이 안 되는 경우가 많다.

위 절제 수술을 한 환자는 종종 요통이나 수족 마비, 풍치 등의 골 손상과 관련된 증상이 많이 나타나는데 위 절제 후 음식 섭취량 감소 및 칼슘과 지방의 흡수 장애 때문이다. 이 경우 십전대보탕(황기, 당귀, 숙지황, 백작약, 백출, 복령, 천궁, 인삼, 감초, 육계, 생강, 대조로 구성)이나 보중익기탕(황기, 인삼, 당귀, 귤피, 감초, 백출, 승마, 시호로 구성)과 같은 면역 증진 한방 처방으로 1년 정도 치료하면 증상 개선은 물론 인터루킨-2의 반응성, NK세포 활성, 영양 지수 및 골 무기질 지수 등이 상승한다. 특히 위암 수술 후 영양 상태의 좋고 나쁨은 NK세포의 활성도와 골 무기질 함량과 관계가 깊다. 그러나 원래의 처방만 사용해서는 효과를 극대화할 수 없고 잔여 종양 제거를 목표로 항암성 한방 약물을 첨가하여 함께 사용하는 것이 전이와 재발을 억제하는 관건이 될 수 있다.

수술 후에는 소화 기능의 빠른 회복과 수술 부위의 치료가 필요하다. 건비이기탕(당삼, 황기, 연자육, 맥아, 백출, 백복령, 의이인, 신곡, 진피, 목향, 황련, 감초로 구성)이라는 약물은 각종 임상 실험 결과 신체 회복 속도를 빠르게 하고 종양 살해 작용과 NK세포와 T세포의 기능을 높인다.

중국 중의연구원 광안문병원 종양과에서는 수술을 받은 중·말기 위암 환자 669명(3기 451명, 4기 218명)을 한방과 서양 의학을 병용하여 치료한 결과 단순 항암 치료군에 비하여 소화기 부작용인 구역질, 구토, 변비나 설사, 전신 부작용인 전신 무기력감이 감소하고 혈소판과 백혈구 감소가 적게 나타났다. 또 한방과 서양 의학 치료 병용군은 99.44%가 순조롭게 항암 치료 과정을 마쳤지만 단순 항암 치료군은 73.73%에 그쳤다.

한편 한방과 서양 의학 병용 치료군 3기 위암(수술 후) 303명을 장기적으로 추적 조사한 결과 1, 3, 5년 생존율이 각각 99.01%(300명/303명), 77.31%(184명/238명)과 53.4%(102명/191명)였다. 서울대병원 외과에서 위암 3기에 수술만을 시행한 군은 5년 생존율이 25%였으나, 수술 후 면역화학요법을 병용한 면역화학외과 시행군의 5년 생존율은 38%로 보다 높다.

위암 환자는 암으로 진단받기 전부터 본래 소화력과 흡수력이 떨어진 상태에서 지내오는 경우가 많아 빈혈 등의 증상이 있기 마련인데 수술 후에는 이러한 증상이 심해지고 항암 화학요법까지 받으면 소화기 부작용과 골수 억제로 백혈구, 적혈구, 헤모글로빈 감소 및 전신 허약 등이 더욱 심하게 나타난다. 이러한 경우 한방 치료를 겸하면 각종 증상을 개선하여 회복을 촉진하며 항암 효과를 향상시킨다.

중기와 말기 위암에 항암 화학요법과 한방 치료를 병행하면 생존 기간을 연장할 수 있음은 물론, 항암 화학요법의 독성 부작용 감소, 재발과 전이 방지, 환자의 고통 감소, 생존율과 삶의 질 상승, 항암 화학요법 과정 중 인체 내부 환경의 평형 유지 및 조절 효과를 노릴 수 있으며, 인체의 전반적인 면역 기능 향상을 꾀할 수 있다.

# 05 대장암의 전이

대장암은 유럽 및 미주 등 선진 국가에서 많이 발생하는 악성 종양이다. 대장암 발병률은 최근 계속 상승하는 추세인 반면 대장암 치료 방법은 큰 발전이 없는 실정이다. 수술은 대장암의 주요 치료 수단이지만 재발와 전이 때문에 5년 생존율은 계속 50~55%를 유지하고 있다.

간은 대장암의 가장 흔한 전이 부위이고 다음은 폐, 부신, 난소, 뇌, 신장, 피부, 고환 등이다. 상행결장, 횡행결장, S결장 부위의 간 전이율은 비교적 높은 반면 하행결장, 직장결장 부위의 간 전이률은 낮다.

상행결장암은 궤양성으로 많이 보이고, 장 폐색이 쉽게 일어나지 않고 배변 기능에 영향을 주지 않으나, 빈혈이 나타나고, 복부에 종괴가 생기고, 살이 빠지는 등의 증상이 나타난다. 하행 결장 부위의 암은 장 폐색이 쉽게 발생하며 조기 확진이 가능하다. 직장 부위의 암은 항문에 근접해 있기 때문에 대변에 이상이 발생하여 쉽게 조기 진단이 가능하다. 대장암의 림프절 전이율은 40~50%이며, 림프 전이율과 암 유형, 분화 정도, 침습 깊이 등은 밀접한 관련이 있다.

간 전이

대장암의 예후에 영향을 주는 많은 인자 중 대장암 간 전이는 여전히 가장 중요한 원인 중 하나이다. 미국에서는 매년 약 14.7만 명의 새로운 대장암 환자가 발생하며, 그 중 1/4~1/3이 말기에 속한다.

원발암을 수술로 절제한 후 5년 이내에 50%의 환자에게 간 전이가 발생한다. 대장직장암 환자 부검 시 간 전이가 발견되는 경우는 45~71%나 된다. 직장암 근치술 후 많은 환자들이 2~3년 내에 간 전이가 발생한다. 말기 간 전이 환자의 치료 예후는 좋지 않다. 일반적으로 일단 간 전이가 나타나면 병이 빠르게 진행하여 평균 생존율은 6~10개월, 중앙생존값은 4.5개월 정도에 그친다.

대장암 세포는 장간막정맥을 통해 문맥을 거쳐 간으로 들어가며 간의 모세혈관을 경유할 때 간에 전이한다. 대장암 간 전이 조기에는 특별한 증상이 없으나 병이 진행됨에 따라 간 기능 이상, 황달, 복수 등이 발생한다.

폐 전이

대장암 폐 전이율은 약 1.7~7.7%이다. 직장, S결장의 경우 폐 전이는 더 많이 발생한다. 대장암 폐 전이는 조기에는 거의 증상이 없으며 주로 추적 조사 중 발견된다. 폐 전이에 따른 대표적 증상으로는 기침, 객혈과 혈담, 흉통, 발열, 가슴 답답함과 숨참 등이 있다.

골 전이

대장암 골 전이는 전체 대장암 환자 중 5.5%가 발생한다. 대장암 골 전이는 대부분 간, 폐 전이 다음에 이루어지며, 골 전이 진단 후 평균 생존 기간은 34.8개월, 중앙생존값은 12.4개월이다. 골 전이 발생 후 대표적인 증상으로는 국부 동통, 방사통, 병리성 골절 등이 있다.

난소 전이

S결장, 직장, 맹장 등은 난소와 매우 근접한 장기이므로 이 부분에 암이 생기면 직접 침범 또는 혈행성 전이로 난소에 침범한다. 직장암 난소 전이는 젊은 여성에게 많이 발생하는데 평균 연령은 42세이며 50세 이하가 환자의 73%를 차지한다. 결장암 난소 전이의 예후는 좋지 않다. 대부분의 환자는 6~12개월 안에 사망하고 평균 생존 기간은 11개월이다.

복막 전이

복막 전이는 종양이 성장하여 대장벽을 침범한 후 복강 내에 파종되어 성장한다. 덩어리가 커질 경우 불완전 혹은 완전 장폐색을 유발할 수 있다. 광범위한 복막 확산은 암성 복수를 일으킬 수 있다.

대장암 전이의 한방과 서양 의학 병용 치료

대장암 서양 의학 치료 방법은 수술 혹은 항암 화학요법, 방사선 치료이다. 그러나 항암 화학요법은 그리 믿을 만한 효과를 기대하기 어렵다. 방사선 치료는 유효한 치료 수단이며 특히 편평상피세포암에 민감하다.

최근 수술기법이 급속히 발전했으나 대장암의 수술 후 치료율은 5년 생존율이 아직 50% 전후에 머물러 있다. 결장암 수술 후 5년 생존율은 직장암보다 3~5% 정도 높다.

생존율에 영향을 주는 주요 원인은 두 가지가 있다. 첫째는 대장암으로 진단받은 환자 중 약 1/4~1/3이 말기에 속한다는 것이며, 둘째는 50%의 환자가 치료 후 5년 내에 재발 혹은 전이 현상을 보이는 것이다.

비록 방사선 혹은 항암 화학요법이 재발 혹은 전이를 감소시키고 치료 효과를 향상시킨다고 하지만 그 정도가 미미하다. 그리고 항상 독성 부작용이 있다. 따라서 현재 효과적인 치료와 전이와 재발을 방지하기 위한 최선의 방법은 서양 의학과 한방 치료를 병용하는 것이다.

한방 치료의 병용은 종양에 대항할 수 있는 저항력을 환자에게 길러주어 수술이나 방사선 치료를 잘 할 수 있도록 해줌으로써 치료 효과 상승과 생존 기간 연장을 기대할 수 있게 한다.

중의연구원 광안문병원 종양과의 손계지 교수가 92명의 대장암(직장암 36명, 결장암 56명) 환자를 대상으로 한방과 서양 의학 병용 치료를 하면서 관찰한 결과는 다음과 같다.

치료 방법	5년 생존율(%)
단순 수술 치료	40
수술 전 방사선 치료	69.5
수술 후 항암 화학요법	53.8
항암 화학요법＋한방 치료(기정계괴탕)	70.59

이상 결과에서 알 수 있듯이 한방 치료율이 가장 수치가 높다. 치료율이 가장 높은 경우는 한약과 항암 화학요법을 동시에 병용한 환자군이다. 단순 항암 화학요법만으로 치료한 환자군보다는 한방만으로 치료한 환자군의 치료율이 더 좋은 것을 알 수 있다.

사실 장기적으로 볼 때 항암 화학요법은 그 자체가 독성을 가지고 있기 때문에 면역 기능을 떨어뜨림은 물론 골수 기능을 억제하여 재발과 전이를 더욱 촉진할 수 있다. 따라서 초기에 수술로 절제할 수 있는 암은 수술을 하고 바로 한방 치료를 병용하는 것이 가장 좋으며, 항암 화학요법을 병용해야 하는 경우에도 한방을 동시에 적용하는 것이 치료율을 높이는 방법임을 알 수 있다.

# 06 비인강암의 전이

비인강암은 특히 중국 남부 지방에서 발병률이 높은 암종이다. 한국에서는 발병률이 중국 광동 지방이나 대만, 말레이지아보다 적다.

비인강암은 원인 인자가 EB 바이러스, 절인 생선, 비타민 C 부족 등과 같은 식이와 관련 있는 것으로 알려졌으나, 아열대 기후와의 관련 유무는 알려져 있지 않다. 비인강암은 두경부 종양 중 가장 발생률이 높으며 남성의 발병률이 2~10 : 1로 여성에 비해 높다.

증상은 종양의 침범 부위에 따라 비인두 및 이관폐색에 의한 비출혈, 이명, 청력 저하, 두개골과 안와강 침범에 의한 편두통과 안구 돌출, 복시(물체가 겹쳐 보임) 및 전이에 의한 경부림프절 종대가 나타날 수 있다.

비인강암 원발 부위는 잘 드러나지 않고 악성 정도가 높다. 대부분은 저분화 혹은 미분화암이고 방사선요법이 주요 치료 수단이다. 비인강암은 림프절 전이율이 높고, 림프절 전이의 범위가 넓으며, 확산도 빠르다. 림프 전이는 확진 환자 중 80~90%에서 보이며 그 중 한쪽 전이는 40%, 양쪽 전이는 35~50%를 차지한다.

비인강암은 통계학적으로 볼 때 치료하지 않으면 72.2%가 증상이 발현된 후 3년 이내에 사망한다. 말기 환자의 경우 치료를 시작해서 사망할 때까지 걸리는 최단 시간은 1개월이고 가장 긴 경우는 31개월이며 평균은 7.9개월이다.

현재 초기, 중기의 비인강암을 치료하는 우선적인 방법은 방사선 치료이다. 초기에 방사선 치료를 하면 5년 생존율은 평균 50% 정도에 달하고 중기와 말기는 25~30% 정도이다.

화학약물 치료는 확실히 단기적인 효과는 있으나 방사선 치료를 병용해야 한다. 외과적 수술은 단지 방사선 치료 후의 국소 재발 방시 혹은 잔여 병소 제기의 수단에 지나지 않는다.

림프 전이

비인강암 환자의 36~40%는 목의 림프절 종대를 가지고 있다. 종대된 림프절은 통증이 없고, 비교적 딱딱하며 신속하게 커진다.

골 전이

골 전이는 비인강암의 원격 전이로 전체 전이 중 38.7%를 차지한다. 그 중 척추는 39.6%, 골반은 24.5%, 사지는 20.8%, 골수 침범은 23%로 보고되고 있다. 기타 늑골, 쇄골, 공골, 흉골 등에서도 골 전이가 발견된다. 비인강암은 특히 다발성 골 전이가 많이 관찰된다.

폐 전이

비인강암 폐 전이는 비인강암 원격 전이의 19.7%를 차지하고 비인강암 사망 원인의 6%를 차지한다. 폐 전이암은 확진에서 사망까지 걸리는 시간이 1개월에서 3년이다. 그러나 별다른 증상이 없고 일부에서만 기침, 객혈, 흉통, 흉민, 숨참, 발열의 증상이 나타난다.

간 전이

비인강암 간 전이는 원격 전이의 17.5%를 차지하고 사망 원인의 8%를 차지한다. 다른 장기보다 전이가 빠르고 생존 기간이 3개월로 짧은 편이다. 통상적으로 피로감, 간 부위의 우둔함, 체중 감소를 보이며 간 전이가 진행되면 통증과 황달, 복수가 나타난다. 간 부위의 압통은 간 종대 또는 결절 때문인데, 이는 원발성 간암일 경우와 증상이 비슷하다.

뇌 전이

비인강암이 뇌에 전이된 환자는 두통, 오심, 구토 뇌압 상승 증상을 호소한다.

비인강암의 한방과 서양 의학 병용 치료

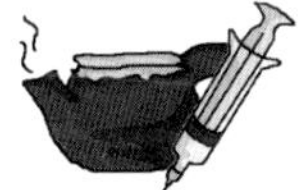

비인강암은 주로 방사선 치료 중간이나 방사선 치료 후에 한방 치료를 병용한다.

중산의과대학 종양병원에서는 빙사선 치료 후에 나타나는 주요 증상을 체력 저하와 진액 고갈로 오는 것으로 보고 익기양음탕(태자삼, 천화분, 현삼, 맥문동, 생지황, 여정자로 구성)을 272명의 환자에게 처방하여 효과를 관찰하였다.

한약과 방사선 치료를 병용한 환자 138명과 단순 방사선 치료를 한 134명을 나누어 생존율을 관찰한 결과 병용 치료군 138명 중에서 3년 이상 생존자는 120명으로 86.96%였고, 5년 이상 생존자는 93명으로 67.4%였다. 한편 단순 방사선 치료군 134명 중에서는 3년 이상 생존자는 89명으로 66.42%였고 5년 이상 생존자는 64명으로 47.76%였다.

▶ 비인강암의 한방과 서양 의학 병용 치료에 의한 치료 효과 상승 ◀

치료 방법	3년 이상 생존율(%)	5년 이상 생존율(%)
한약+방사선 치료	86.96	67.4
단순 방사선 치료	66.42	47.76

재발로 인한 사망자 수가 단순 방사선 치료군보다 병용 치료군이 현저히 적었는데 이는 익기양음탕을 방사선 치료와 병용했을 때 얻을 수 있는 장점을 입증하는 결과이다.

중국의 복주시 제일병원 종양과 반명계 교수는 부정생진탕(맥문동, 천문동, 사삼, 원삼, 생지황, 옥죽, 금은화, 백출, 단삼으로 구성)을 비인강암 환자 504명에게 처방한 결과 방사선 치료만 했을 때보다 더 나은 치료 결과를 보였다고 보고하였다.

비인강암의 방사선 치료 후 가장 흔히 볼 수 있는 증상은 입마름, 식욕 부진, 타액 분비량 감소 등이므로 사삼, 맥문동, 현삼, 생지황, 천화분, 국화, 석곡, 산약, 복령, 도인, 조휴, 반변련, 백화사설초, 하고초, 금은화, 연교 등의 약물을 증상에 따라 가감하는 것이 좋다.

결론적으로 비인강암 치료 역시 한방과 서양 의학 치료를 병용하는 것이 가장 이상적이다. 비인강암의 단순 방사선 치료 효과는 5년 생존율이 50%인데 비하여 장기간 한약 복용을 병행하면 5년 생존율이 58~68%에 도달한다.

식도암의 전이

식도암은 뚜렷한 초기 증상이 없기 때문에 종종 오진을 하거나 간과하기 쉬운 악성 종양이다. 임상 증상이 나타난 후에는 이미 병세가 중·말기에 접어들었거나 원격 전이되어 환자의 예후에 안 좋은 경우가 많다. 많은 증례에서 관찰할 수 있듯이 이미 암이 전이되었으면 수술이 힘들게 된다. 쉰 목소리, 사레, 흉통, 흉수 등으로 내원하는 경우 수술 가능성은 낮은 상태라고 볼 수 있다. 수술의 장기적인 성공 여부는 질병의 위치, 림프절의 전이 유무 등과 상당한 관련이 있다.

식도암이 전이된 환자에게 다양한 치료 방법이 시도되었지만 예후는 비교적 좋지 않다. 식도암의 경우 음식 섭취에 문제가 있어서 영양 상태의 불균형을 일으키기 쉬우므로 평소에 영양 섭취를 잘하고 체력을 증진시키는 것이 좋다.

림프 전이

병변을 지니고 있는 기간이 길수록 림프절 전이율이 높고, 병리 분화가 낮을수록 전이율이 높아졌다. 촉진 시 흉쇄유돌근 아래쪽으로 전이 림프절이 만져질 수 있고, 후반신경이 전이 림프절에 눌려서 쉰 목소리가 나오기도 한다.

간 전이

수술 전후 환자가 간 부위의 불편함을 호소하고 음식을 거부하거나 체중 감소 등의 증상을 보이면 간 전이를 생각해볼 수 있다. 간 전이 환자의 예후는 비교적 좋지 않다. 치료를 위해서는 일반적으로 보존요법을 채택한다.

뇌 전이

식도암 뇌 전이 환자의 임상 증상은 악성 뇌종양 환자의 증상과 일치하며 지속적인 두통 혹은 뇌압 상승으로 오심, 구토, 혈압 상승, 간질 발작 등이 발생한다.

골 전이

식도암은 폐암과 비슷하게 대부분 체간골, 특히 척추로 전이
된다. 주요 증상은 지속적 진행성 골 통증인데 심하면 병리적 골
절에까지 이를 수 있다.

복강 전이

복강 전이는 식도암 전이에 적지 않은 부분을 차지하고 있으
며, 특히 식도 하단에 종양이 발생한 환자에게서 많이 나타난다.
복통, 복부 팽만감이 따르고 심할 경우 장 폐색이나 복수가 일어
날 수 있다.

식도암의 한방과 서양 의학 병용 치료

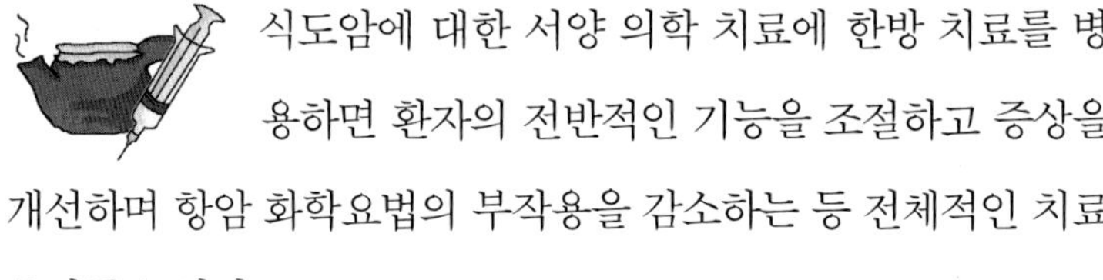 식도암에 대한 서양 의학 치료에 한방 치료를 병
용하면 환자의 전반적인 기능을 조절하고 증상을
개선하며 항암 화학요법의 부작용을 감소하는 등 전체적인 치료
효과를 높인다.

수술 전에 사군자탕, 팔진탕, 십전대보탕, 육미지황환 등의 한
방 약물을 처방하면 환자의 일반적인 상태가 좋아지고 수술이
순조롭게 진행되어 수술 절제율이 높아진다. 이 외에도 수술 전
한방 치료는 백혈구 수를 높이고 T림프구의 활성을 촉진하며 감

염에 대항할 수 있는 능력과 세포 면역 기능을 높인다.

항암 약물 치료에 병용하는 한방 치료는 항암 치료의 부작용 감소는 물론 생체 방어 기능을 촉진시켜 종양을 억제한다.

중국의 왕서림 교수는 말기 식도암 환자 650명에게 한방 치료를 실시하였는데 치료 후 5년 이상 생존한 사람은 40명으로 6.15%였다. 특히 장기 생존한 40명은 항암 화학요법 후 오랫동안 한약을 복용하면서 항암제를 투여한 환자였다. 반면 항암 화학요법도 하지 않고 한방 치료도 하지 않은 610명은 병용 치료군에 비하여 생존 기간이 현저히 낮았다.

이 사실은 항암 화학요법 등으로 암을 치료한 후 장기적인 한방 치료를 병행하여 생존 기간을 연장할 수 있음을 입증해준다.

또 다른 연구에서는 항암 화학요법만 실시한 30명의 환자를 대조군으로 하고 말기 식도암 환자 60명에게 한방과 서양 의학 병용 치료를 시행하고 효과를 관찰하였다. 병용 치료군의 중앙 생존값은 9.4개월로 대조군보다 3.8개월 높았다. 또한 한방과 서양 의학 치료 병용군은 소화기 부작용이나 백혈구 수치의 감소 등 항암 치료에 따른 부작용도 적있다.

방사선 치료와 한방 치료를 병용하면 방사선 치료의 부작용은 감소되고 치료의 효과는 증진된다. 중국 중의연구원 광안문병원 종양과의 여계청 교수는 식도암 환자 18명에게 방사선 치료와 더불어 한약을 병용 투여한 결과 유효율이 77.7%로 단순히 방사선 치료만 실시한 환자군의 33.3%보다 높았다고 보고하였다.

# 자궁경부암의 전이

자궁경부암은 여성의 건강을 위협하는 가장 심각한 질병 중 하나로, 여성생식기 종양 중 높은 비율을 차지한다. 하지만 최근 통계에 따르면 발병률이 점차 낮아지고 있는 추세다. 이는 국민의 생활 수준 향상에 따른 보건 관련 정보의 확대와 조기 검진 결과이다.

자궁경부암의 치유율이 낮아지는 근본적인 원인은 주로 전이 때문인데 약 70%는 골반내 전이이고 나머지는 원격 전이로 폐, 쇄골상 림프절, 복강동맥림프절, 척추, 간 등의 순서로 보고되고 있다. 자궁암의 혈행성 전이가 가장 많이 발생하는 장기는 폐, 간, 골 등이며, 림프절 전이가 잘 발생하는 부위는 쇄골상, 장골

외, 복강동맥 등으로 전체 림프절 전이의 60~70%를 차지한다. 자궁암은 대부분 자궁경부의 편평상피와 원주상피의 경계에서 발생한다. 35세 이하의 여성은 자궁경 바깥쪽에, 35세 이후는 안쪽에 발생하는 경향을 보인다.

자궁경부암은 성장이 느리고 전이도 비교적 늦기 때문에 치료 효과가 다른 부인과 악성 종양보다 좋은 편이다. 따라서 조기 발견, 조기 진단, 조기 치료를 하면 비교적 만족한 효과를 얻을 수 있다.

자궁경부암이 1기일 때는 5년 생존율이 85%이며, 2기일 때는 60%이고, 3기일 때는 30%를 넘지 않으며, 4기일 때는 10%를 넘지 못한다.

직접 전이

주변 조직으로의 침윤은 자궁경부에서 암 세포가 직접적으로 침범한 경우이다. 자궁은 구조상 원격 전이와 확산이 쉽지 않으나 일단 기저막이 암 조직에 의해 파괴되면 암 세포가 자궁벽을 타고 자궁체, 수뇨관까지도 확산된다. 조기의 자궁암 역시 양측의 난소와 수란관, 그리고 자궁 내부로 확산되어 골반벽까지 전이할 수 있다.

종양의 진행에 따라 원격 전이 발생률이 높아지며 말기에는 방광과 직장으로 전이가 가능하다. 만약 병소가 자궁강 안으로 확산되면 자궁벽을 뚫고 복강 내로 퍼진다. 암이 질 부위로 침윤되면 방광과 직장으로 파급되며, 최후에는 방광 - 질 누공(조직 내에 생기는 구멍)과 직장 - 질 누공을 발생시킨다. 말기암 환자에게는 나팔관 폐색이 나타날 수 있는데, 이는 주로 종양이나 전이된 림프절의 압박에 의해 발생된다.

림프 전이

림프 전이는 침윤성 자궁경부암에서 매우 잘 발생한다. 암이 국부로 침윤되면 바로 림프에 침입하게 되는데, 이때부터 암의 색전이 형성되고 자궁경부의 림프를 따라 전이가 발생한다. 전이는 보통 가까운 곳부터 이루어지며 말기 환자의 경우 원격 림프 전이도 나타난다. 횡격막 이상의 림프절로 전이되었다면 전이가 이미 광범위하게 확산되었다고 판단할 수 있다.

전이 부위에 따라 다양한 증상이 수반된다. 체중이 감소하여 수척해지고, 쇄골상 림프절이나 서혜부 림프절의 종대가 나타나기도 하고 혹은 골반강 내에서 종양 및 림프절이 촉지된다. 림프나 장골정맥계통이 폐색되면 음부나 하지에 부종이 발생할 수 있다. 또 골반통, 대퇴골과 대퇴골 내측 혹은 둔부에 방사성 통증이 있을 수 있으며, 둔부에 직접적인 통증이 발생하거나 심부 골반통이 발생할 수 있다.

림프절 전이 환자의 5년 생존율은 그렇지 않은 환자에 비해 현저히 낮다. 상해의과대학 산부인과병원에서 109명의 선암 환자를 대상으로 조사한 바에 따르면, 림프절 전이 환자의 5년 생존율은 50%로 전이가 없는 환자의 84.9%에 비해 낮은 것으로 나타났다.

폐 전이

자궁경부암의 폐 전이는 발생률이 가장 높다. 전이 재발은 전체 자궁경부암 환자의 35~38%에게 이루어지는데, 그 중 10% 환자에게 폐 전이가 나타난다. 대부분 자궁경부암은 첫 번째 치료 후 1~2년 내에 발생하고, 보통 다발성 전이가 많다. 자궁암 조직의 기저막이 파괴되면 원격 전이의 가능성이 높아지고 암세포가 혈류 순환을 따라 전신으로 확산된다.

폐 전이는 환자의 50~60%가 임상에서 아무런 증상이 없고, 보통 엑스레이 추적 조사에서 종종 발견된다. 약 1/3의 환자에게서 비전형적인 증상이 나타나는데 기침, 가래, 객혈, 가슴 답답함, 흉통, 얕은 호흡 등이 그것이다. 전이 병소가 기관지를 침입한 경우 폐기관지안과 비슷한 증상이 나타나기도 하고, 좌측에 쇄골상림프절종대를 동반하기도 한다.

골 전이

골 전이는 자궁암 재발 전이 부위 중 1~1.8%에 달하여 3위를 차지하는데 그 중 요추와 골반 골 전이가 가장 많다. 대부분 치료 후 3년 이내에 발생하며, 87%가 진단 후 1년 내에 사망한다. 가장 흔히 보이는 경로는 직접 침입과 폐 전이를 통해 폐 정맥을 타고 확산하는 두 가지다. 림프계를 통한 전이는 드물다.

주요 증상은 전이 부위의 통증이다. 초기에는 증상이 비교적 가볍고 간헐적이나 시간이 갈수록 지속적이고 심해진다. 부종, 종괴, 압통, 지체 기능 장애, 병리적 골절 등이 나타날 수 있다. 척추로 전이된 경우는 척수신경근의 압박 증상이 나타난다. 말기 환자에게는 심한 빈혈이나 건강 상태 악화 등이 관찰된다.

간 전이

자궁경부암의 간 전이 발생률은 전체 전이 중 8.7%를 차지하고, 대부분 혈행성 전이로 다발성인 경우가 많다. 간 전이가 발견된 때는 이미 다른 부위에 원격 전이가 이루어진 경우가 많다. 간 전이가 발생하면 병변의 발전이 매우 빠르며 대부분 1년 안에 사망한다.

간 전이의 증상은 비전형적인 경우가 많은데, 전이 병소가 작은 경우에는 증상도 없고 간 기능도 정상일 수 있다. 초기의 경우는 보통 자궁암 정기 초음파 검진에서 발견된다. 병소가 커진 후에는 간 부위의 불편함, 통증, 식욕 감퇴, 무기력, 복부 팽만감, 복부 종양덩어리, 발열, 황달, 신체 수척 등의 증상이 나타난다. 말기에는 간 종대, 복수, 부종 등의 증상을 발견할 수 있다.

난소 전이

자궁경부암의 난소 전이율은 선암이 편평상피암보다 높다. 통계상 편평상피암의 난소 전이율은 17.4%, 선암의 난소 전이율은 28.6%로 나타났다. 조기 선암 환자의 연령이 높지 않으면 난소를 보존할 수 있지만 골반강 림프전이나 자궁체 침윤이 발견된 경우에는 보존이 어렵다. 조기편평상피암의 경우도 정확한 검진을 통해 난소 보존 여부를 결정한다.

자궁경부암의 한방과 서양 의학 병용 치료

자궁경부암의 종합 치료는 일반적으로 한방적인 변증시치(증상을 기본으로 하여 진단 후 시행하는 대증치료)를 원칙으로 하여 내복약 및 국부 외용약을 병용하면 좋으데 이 방법은 인체의 면역력을 상승시켜서 어떠한 단일 치료보다도 효과가 크다. 즉 변증시치라고 하는 치료법에 자궁경부암 세포를 억제하는 반지련, 백화사설초 등 약물을 배합하여 사용하면 중 · 말기 환자의 5년 생존율이 50~70% 정도에 이른다.

수술과 한방 치료를 겸한 자궁경부암 환자 3,867명의 경우 5년 생존율은 1기 95.4%, 2기 75.8%이며, 10년 생존율은 1기 95.9%, 2기 74%라고 보고되고 있다.

▶ 치료 방법에 따른 생존율 차이 ◀

병기	서양 의학 치료 후의 생존율(%)	한방과 서양 의학 병용 치료 후의 생존율(%)
1기	75.7	95.4
2기	54.6	75.8
3기	30.6	10년 생존율 1기 : 95.9, 2기 : 74
4기	7.2	
평균	53.5	

한방 치료만으로도 자궁경부암 치료에 우수한 효과를 얻었다는 연구 보고가 많지만, 서양 의학 치료와 병용하면 면역력 상승, 전이와 재발 방지 등 보다 나은 결과를 볼 수 있다.

수술과 한방 치료를 병행하면 전이와 재발이 예방되어 5년 생존율이 높아진다. 방사선 치료에 한방 치료를 병용하면 정상 조직까지 손상시키는 방사선의 독성 부작용을 경감할 뿐 아니라 각종 합병증을 막고 방사선 치료 효과를 증대할 수 있다. 또한 한방 치료 병용은 화학약물요법의 부작용을 감소하거나 없애주

고 항암 화학요법을 순조롭게 마칠 수 있도록 도와준다. 대부분
말기암과 재발암을 임시로 치료하거나 수술 전후나 방사선 치료
전후에 보조적인 치료 방법으로 사용하는 화학약물요법은 소화
기 장애와 골수 억제 현상 등 항상 독성 부작용이 나타난다.

신장암의 전이

원발성 신세포암은 비교적 발병률이 낮은 악성 종양으로 전체 성인의 악성 종양 중 2~3%를 차지하고, 비뇨기 계통의 악성 종양 중에서는 방광암 다음으로 발병률이 높다. 발병 연령은 보통 40세 이상이며 평균 발병 연령은 65세이고 연령이 높아질수록 발병률도 높아진다. 남녀 발생 비율은 2:1로 최근 발표된 연구에 따르면 발병률이 점점 늘어가는 추세다.

신장암의 전이는 임상에서 자주 발견된다. 신장은 복막 뒤에 위치하며 주위에 많은 장기와 요배근으로 둘러싸여 있고 지방까지 덮여 있어서 신장암 초기에는 특별한 임상 증상이 나타나지 않는 경우가 많다. 따라서 20~30%의 환자는 발견 시 이미 전이가 이루어진 상태고, 10~15%가 전이 병소에 의한 증상으로 병원을 찾는다. 전이 부위는 폐, 림프절, 간, 골 등이며, 일부 질, 맥락막, 외이도 등에 나타났다는 보고도 있다.

신세포암의 예후는 일차적으로 암의 병기에 의해 결정된다. 초기에 발견되어 암종의 크기가 2.5cm 이하인 경우는 5년 생존율이 88~100%에 이르나, 진단 당시 이미 원격 전이가 있는 경우에는 5년 생존율이 0~20%밖에 되지 않는다. 정기 검진 시 초음파 촬영 등을 통하여 조기에 암을 발견하여 수술하는 것이 가장 바람직하다. 신우종양은 신종양의 7%이고 전체 비뇨기 종양의 1% 미만을 차지한다. 남녀 비율은 2~3:1로 남자가 높고, 50~60세에 호발한다.

림프 전이

림프 전이는 신장암에서 가장 많이 보이며 향후 예후 판단에 매우 중요한 역할을 한다. 200건의 신장암 근치성제거술에서 림프로 전이가 확인된 환자는 48명으로 약 24%를 차지하였다. 특징적인 증상은 없으나 일부 특이하지 않은 무기력, 수척, 저열, 빈혈 등이 나타날 수 있다.

폐 전이

폐 전이는 신장암의 전이 중 림프절 다음으로 많이 이루어진다. 단순히 폐로만 전이된 경우 수술이 가능하면 5년 생존율이 25~35%에 이른다. 조기에는 보통 특별한 증상이 없거나 기침, 가슴 답답함, 숨참, 흉통 등의 증상이 나타난다. 발전할 경우에는 증상이 심해지고 가래에 피가 섞여 나오며 감염 등 합병증이 발생한다.

골 전이

골 전이는 신장암의 폐 전이 다음으로 많이 발생한다. 보통 암성 골통이나 병리성 골절로 병소를 발견하게 된다. 가장 많이 보이는 부위는 혈관이 풍부하게 발달된 추체나 흉골, 늑골, 두개골 등이다.

부신 전이

신장암의 부신 전이는 동측이나 반대측 모두 가능하고, 전체 발생률은 25%를 넘지 않는다. 신장암 진단과 함께 동측 부신 전이가 발견되는 경우도 많이 볼 수 있다. 종양의 크기가 클 경우 주위 조직을 압박해서 오는 증상이 있을 수 있으며, 양쪽 모두 병변이 있을 경우 부신 기능 저하 증상이 나타날 수 있다.

간 전이

신장암의 간 전이는 대부분 다발성이고 단순 독립성 전이 병소는 비교적 적다. 보통 수술 후 1년 전후로 발생하고 약 32%가 수술 제거를 통해 만족할 만한 효과를 거두고 있다. 부위가 큰 경우는 옆구리 부위의 불편감, 동통, 오심, 식욕 부진, 황달 등의 증상이 보인다. 만약 종양이 파열되면 우·상복부의 극렬한 통증이나 쇼크가 발생할 수 있다.

신장암의 한방과 서양 의학 병용 치료

서양 의학에서 신장암 치료는 수술, 방사선 치료, 면역 치료, 호르몬 치료와 항암 화학요법이 위주가 된다. 말기 신장암은 호르몬 치료를 시행하면 어느 정도 증상 완화를 기대할 수 있다.

예후에 영향을 미치는 인자는 매우 많은데 발생 시기가 조기이거나 세포 분화도가 좋을 때 한방과 서양 의학 병용 치료를 합리적으로 운용하면 예후가 좋아진다. 최근 한방 약물 치료에 방사선 치료와 화학약물 치료를 병용하여 그 효과가 뚜렷이 향상되었다는 보고가 발표되고 있다. 신장암은 일반적인 수술 후 5년 생존율이 20~45% 정도인데 중국의 경우 한방과 서양 의학을 병용하여 치료한 결과 5년 생존율은 50% 이상, 10년 생존율은 34%라고 보고되고 있다.

　한방에서는 신장의 기능이 약한 것을 근본 원인으로 보고 육미지황탕(숙지황, 산약, 산수유, 백복령, 목단피, 택사로 구성)에 소염 작용과 말초혈액 순환을 개선하는 동시에 항암 작용을 하는 약물을 배합하여 사용하는 임상 사례가 보고되고 있다.

방광암의 전이 

방광암은 비뇨생식계 중 가장 많이 발생하는 악성 종양이다. 방광암은 다발 또는 재발을 특징으로 하는데, 80% 이상이 표재성(얕게 있는 것)이고, 20%가 침윤성(깊게 있는 것)이다. 그러나 10~30%의 표재성 방광암이 재발 후 침윤성으로 진전된다. 침윤성 방광암은 원격 전이가 잘 발생하는데, 가장 자주 보이는 확산 부위는 골반 림프질이고 그 다음은 간, 폐, 골격 등이다. 근육으로 침윤된 방광암 전이는 대부분 방광 제거술 후 1.5~2년 사이에 전이 병소가 나타난다. 방광암의 전이는 치료 실패와 환자가 사망하는 주요 원인이다.

림프 전이

방광암의 림프절 전이는 비교적 초반에 이루어진다. 림프절 전이가 가장 많이 보이는 부위는 골반 림프절(78%)이며, 근치성 방광 절제술과 골반 림프절 제거술을 받은 환자의 림프절 전이 총 발생률은 15~25% 정도이다. 대부분의 림프절 전이(80%)는 장골총혈관 분지 이하에서 발생하며, 만약 복대동맥 분지 이상에서 림프절 전이가 발생하면 예후가 좋지 않다.

간 전이

간은 방광암의 전이가 자주 보이는 부위 중 하나로 전이 발생률이 약 38% 정도로 림프절 다음을 차지한다. 간 전이는 방광암 말기의 주요 사망 원인 중 하나로 현재 효과적인 치료 방법이 없다. 일단 발생하면 발전 속도가 빨라 평균 생존 기간이 3개월을 넘지 못한다. 병세가 악화됨에 따라 무기력, 식욕 부진, 상복부나 우복부의 더부룩함, 은은한 통증, 간 종대, 복수 등이 나타나고, 때로는 극렬한 통증이 있을 수 있다.

폐 전이

방광암의 폐 전이 발생률은 36% 정도로, 림프절 전이와 간 전이 다음으로 많은 3위를 차지한다. 방광암 환자에게 폐 전이가 나타나면 예후가 불량하고 평균 생존 기간은 8개월 정도이다. 방광암 혹은 방광암 수술 후 발생하는 폐 전이의 경우 조기에는 증상이 없거나 기침, 숨참, 흉통 등과 같은 비전형적 증상이 나타나고, 점차 진행함에 따라 기침, 몹시 숨이 차는 증상 등이 생기기도 한다.

골 전이

방광암의 골 전이 발생률은 방광암 전체 전이 중 약 27% 정도로 전립선암과 신장암에 비해 적다. 최근 골 스캔 기술의 발전으로 조기 발견이 가능해졌고 특별한 증상이 없는 환자의 진단율이 높아지는 추세이다. 골 전이가 잘 발생하는 부위는 골반과 척추이며 척추 중에서는 특히 흉추와 요추가 많다. 그밖에 늑골, 상완골, 대퇴골, 두개골로 전이가 이루어지며, 전립선암과 유사한 양상을 보인다. 전이가 진행될수록 격렬해지는 골의 통증과 부종, 병리성 골절, 척수 압박 증상이 나타나고, 심할 경우 반신불수가 될 수 있다. 전이성 골통은 환자의 삶의 질을 낮추고 증상의 악화를 가속화하는 방광암 말기의 중요한 문제로 대두되고 있다.

방광암의 한방과 서양 의학 병용 치료

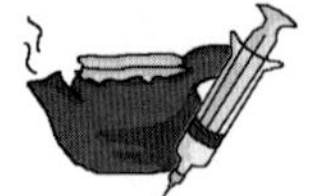 말기 방광암 환자 중 절제술에 적합하지 않은 사람은 한방 치료를 원칙으로 한다. 임상적으로 보면 우선은 변증시치를 위주로 방광암에 효과적인 한방 약물을 가미하여 사용하면 생존율과 삶의 질을 높이고 생존 기간 역시 연장할 수 있으며 신체의 면역 능력도 강화할 수 있다. 또한 항암 화학요법의 부작용 치료와 백혈구, 적혈구, 헤모글로빈의 감소 예방과 회복, 항암제로 인한 방광염 치료 및 방사선 치료의 부작용 감소와 효과 상승 작용을 기대할 수 있다.

갑상선암의 전이 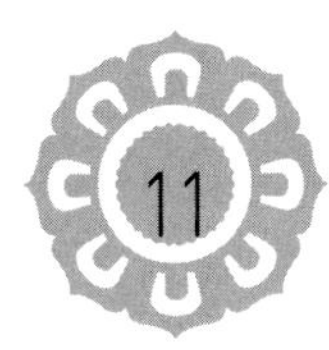

갑상선암 발생률은 10만 명당 2~3명꼴로, 전체 악성 종양 중 1~2%를 차지하며 여성의 발생률이 남성보다 높다. 조직학적으로는 유두암, 여포암, 수양암, 미분화암 등 네 가지가 있는데, 이는 전이의 특징과 관련이 있다.

갑상선 유두암은 갑상선암 중 가장 많이 보이는 유형으로, 주로 경무 림프설을 동해 전이되는데, 1cm 이하의 작은 원발성 병소라도 경부 림프절로 전이될 가능성이 높다. 여포암은 유두상암보다는 전이 발생률이 낮고, 혈행성 전이가 상대적으로 많다. 이 두 유형의 암은 병변의 시간이 비교적 길고, 수술 치료 후 예후가 좋아서 고분화 갑상선암에 속한다. 수양암의 발생률은 상대적으로 낮은데, 보통 경부 림프절 전이가 이루어진다. 미분화암 역시 발생률은 낮으나 악성인 경우가 많고 경부 림프절 전이나 혈성 전이가 이루어진다. 주요 사망 원인은 국소병변으로 인하며, 미분화암이 갑상선암으로 사망하는 비율의 80~86%를 차지한다.

림프 전이

갑상선암의 유형, 연령, 종양의 침윤 등은 예후에 영향을 미치는 주요 요인이다. 이 중 경부 림프절 전이가 예후에 어떤 영향을 미치는지는 아직 결론이 나지 않았지만 대다수는 재발률과 생존율에 영향을 미치지 않는다고 생각한다.

경부 림프절 전이의 발생은 원발병소의 크기와 상관 없고, 초기부터 광범위하게 이루어질 수 있다. 많은 환자가 경부 림프절 전이의 증상을 초기 증상으로 호소하는데 말기에는 종격동(폐와 폐 사이에 심장이 들어 있는 공간)과 겨드랑이로 전이될 수 있다.

폐 전이

갑상선암의 폐 전이는 4~10%의 발생률을 보인다. 병변의 시간이 길 경우 호흡 곤란, 기침, 혈담 등의 증상이 나타날 수 있다.

골 전이

갑상선암은 골친화성 종양으로 골 전이의 발생이 가능한데, 골 파괴와 관련된 증상이 나타날 수 있다.

갑상선암의 한방과 서양 의학 병용 치료

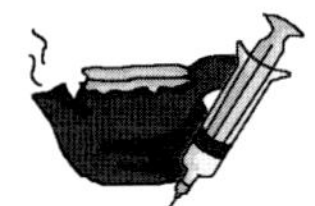 갑상선암은 한방과 서양 의학 병용 치료 시에도 수술을 위주로 한다. 특별히 수술 금기증이 없는 한 유두상암, 여포암 및 수양암은 원발종양은 물론 목에 전이된 부분까지 철저히 수술하는 것이 좋다. 종괴가 고정되어 있으면 대부분 미분화암인데 이것은 수술을 받을 수 있는 것이 아니므로 방사선 치료나 항암 화학요법과 함께 다른 종합 치료를 생각해보아야 한다. 방사선 치료는 미분화암에 민감하고 특히 단기 효과가 비교적 좋아서 방사선 치료 후에 수술을 할 수 있다.

유두상암, 여포상암 및 수양암은 방사선에 민감하지 않아서 일반적으로는 방사선 치료를 하지 않는다. 그러나 완전 절제하기 어려운 잔여암이나 재발암 혹은 골 전이암인 경우는 방사선을 사용하기도 한다.

요오드-131 방사성동위원소 치료는 여포상암 전절제 수술 후에 암이 전이된 경우에 효과가 좋다. 반면 유두상암과 수양암에는 그 흡수율이 많이 떨어지고 미분화암에는 사용하지 않는다.

갑상선암은 한방 단독 치료만으로는 아직 큰 효과를 기대하기 힘들다. 그러나 한방 치료는 증상의 개선과 고통을 덜어주고 종양의 발전을 억제해주므로 서양 의학과 병용하는 것이 가장 이상적인 방법이라고 할 수 있다.

유두상암, 여포암 및 수양암 수술 후에는 일반적으로 장기간 갑상선호르몬 억제제를 복용하는데 이때 금은화, 연교, 자화지정, 산두근, 삼릉, 아출, 하고초, 몰약, 산자고, 별갑 등으로 구성한 한약을 함께 사용하면 치료 효과를 높이고 전이와 재발을 감소할 수 있다.

중국의 호남중의학원 부속병원에서는 사물소력탕가감(당귀, 생지황, 적작약, 천궁, 하고초, 곤포, 해조, 모려분, 맥문동, 금은화, 산두근, 반지련, 조휴로 구성)을 사용하는데, 이 처방은 수술을 할 수 없는 말기 갑상선암 환자나 수술을 한 환자의 모든 증상을 완화시킬 수 있으며, 일부 말기 환자가 종양을 지닌 상태로도 장기간 생존하게 했다고 보고했다.

후두암의 전이 

후두암의 발병률은 지역과 성별에 따라 큰 차이를 나타내며 전체 악성 종양 중 1~2%를 차지한다. 해부학적 구분에 따라 성문상형, 성문형, 성문하형으로 나누는데, 성문형과 성문상형이 가장 많으며, 성문하형은 발병률이 낮다.

림프 전이

예후에 영향을 미치는 가장 중요한 요인은 경부 림프절 전이이다. 성문상형암의 5년 생존율은 72.9%이고, 성문형암의 5년 생존율은 86%이다.

혈행 전이

후두암의 혈행 전이 발생률은 비교적 낮고, 일부 말기 환자에게만 원격 전이가 이루어진다. 임상적으로는 1~4%, 부검은 30~40%의 발생률을 보인다. 전이는 폐, 종격, 간, 골격 등의 순으로 발생한다.

폐 전이

후두암의 폐 전이율은 0.8%이다. 후두암의 폐 전이는 보통 원발성암 치료 후 2년 내에 잘 이루어진다. 단일 전이 병소는 수술이 가능하며, 5년 생존율은 41~47%이다. 수술의 목적은 전이 병소의 제거와 가능한 한 정상 조직을 보존하는 것이다. 종격 전이의 경우 수술 치료를 권장하지 않는다.

간 전이

후두암의 간 전이율은 상대적으로 낮다. 임상에서 증상은 역시 비전형적이며, 일반적으로 정기 검진 시 발견된다.

골 전이

후두암의 골 전이는 흔하지 않으며 주로 말기 환자에게 나타

난다. 임상에서는 국소의 통증 호소, 전이 부위의 돌출, 압통 등
이 나타날 수 있다.

후두암의 한방과 서양 의학 병용 치료

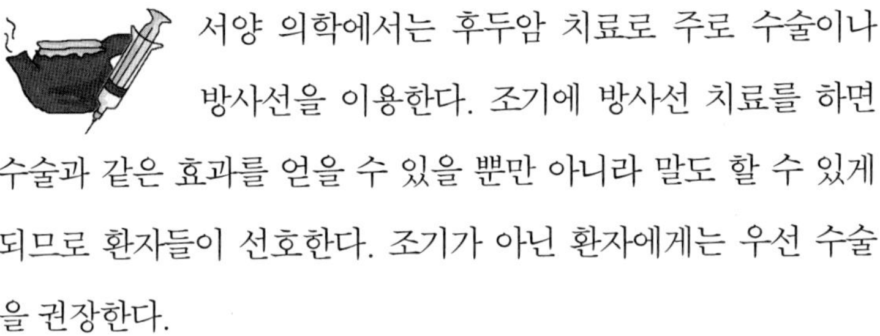 서양 의학에서는 후두암 치료로 주로 수술이나
방사선을 이용한다. 조기에 방사선 치료를 하면
수술과 같은 효과를 얻을 수 있을 뿐만 아니라 말도 할 수 있게
되므로 환자들이 선호한다. 조기가 아닌 환자에게는 우선 수술
을 권장한다.

한방 치료는 주로 수술 후에 시행하거나 방사선 치료와 병용
한다. 특히 방사선 치료 후 흔히 나타나는 구강 · 인후점막염 및
궤양 치료에 효과적이다. 흔히 사용하는 약물로는 대청엽, 판람
근, 포공영, 현삼, 산두근, 사삼, 맥문동, 천화분 등이 있다.

난소암의 전이

난소암은 여성에게 생기는 암 중에서 가장 치명적인 것으로 50~70세에 가장 많이 발생한다. 2002년 보건복지부 통계에 따르면 우리나라에서는 한 해에 약 1,000~1,200명의 난소암 환자가 새로 발생하는데 이는 여성에게 발생하는 악성 종양의 3.6%를 차지하고 있다. 여성 생식기에 발생하는 암 중에서는 자궁경부암에 이어 두 번째로 많으며 전체적으로는 8번째로 흔한 암이다.

난소암은 미국에서는 부인암에 의한 사망 원인 중 가장 흔한 것으로, 2000년 한 해 동안 23,100명의 난소암 환자가 새로 발생했고, 14,000명이 난소암으로 사망한 것으로 보고되었다. 이는 여성 10만 명당 30~50명 정도 즉 70명당 1명이 난소암에 걸린다는 뜻이다. 난소암의 약 90%를 차지하는 상피성 난소암은 대부분 3기 이상 진행된 상태에서 발견되기 때문에 5년 생존율이 매우 나빠 40%도 안 된다. 그 원인은 증상이 늦게 나타나므로 조기 진단이 어렵기 때문이다. 최근 우리나라에서도 난소암의 빈도가 조금씩 증가하고 있어 조기 진단과 치료에 관심이 높아지고 있다.

난소암의 전이에는 파종성 전이, 림프 전이, 국소 침윤, 혈행성 전이의 4가지가 있다. 난소암 말기에는 혈행성 전이가 빈번하게 발생하고, 때로는 간, 비장, 폐, 뇌 등 실질 장기로 전이가 이루어진다.

발생률은 확인이 어렵다. 최근에 이러한 간, 비장, 폐, 뇌의 전이 발생률이 높아지고 있는 것은 실제 발생률 증가보다는 진단 장비의 발전에 따른 진단의 정확성 상승과 관련이 있다.

림프 전이

림프절 전이는 난소암의 주요 확산 경로이다. 난소암 림프절 전이의 발생률을 높이는 요소로는 여러 가지가 있으며, 임상 분기가 늦을수록, 종양의 크기가 클수록, 침윤 정도가 높을수록 전이율이 높아진다. 재발성 난소암의 림프절 전이율 또한 비교적 높다. 골반강 내 종양이 성장 혹은 확산되면 경미한 복통이 생길 수 있다.

복강 전이

골반이나 복강에 전이가 발생한 경우 체위의 변화에 따라 복통이 일어날 수 있다. 난소암이 자궁이나 외음부에 전이되었을 경우 불규칙적인 질 출혈이나 월경 이상 등의 증상이 나타날 수 있다. 난소암 초기에 복수가 생길 경우 복부 팽창감과 호흡 곤란, 바로 누울 수 없고 가슴이 뛰는 등의 증상이 나타난다.

복내압의 증가가 하지의 정맥회류에 영향을 미치면 복벽과 하지에 수종이 발생한다. 종양이 방광과 직장을 압박하면 배뇨 곤란과 탈항, 대변의 변화 등이 일어난다.

또한 종양이 인근 장기를 압박하면 복통과 요통을 일으킬 수 있다. 복수는 난소암에서 자주 보이는 증후인데, 적지 않은 환자가 복수 때문에 발생하는 증상으로 외래 진료를 받는다. 흉수 역시 함께 발견될 수 있고, 대변의 형태가 변하거나 혈변이 보이기도 하며, 복통, 복부 팽창, 종괴 등의 증상이 나타날 수 있다. 심하면 장폐색으로 사망할 수도 있다.

난소암 복강 전이가 가장 자주 보이는 경로는 파종성 전이다. 난소암 전이는 복강에서 빈발하고 전이 부위의 대다수가 복강이나 골반강의 장기 표면으로 드러난다. 또 중력 때문에 암 세포가 낮은 부위로 종종 전이되므로 특히 자궁직장와에서 전이가 가장 많이 발생한다. 이런 암 세포는 복강 내의 어떤 장기 표면에서도 성장이 가능하다. 복수를 주삿바늘로 뺀 자리 또는 수술 후의 절개 부위에 모두 종양이 증식할 수 있다.

횡격막 전이

1973년 배글리가 처음으로 높은 난소암의 횡격막 전이를 보고한 이래 많은 학자들이 난소암의 횡격막 전이를 연구하였다. 대다수 학자들은 난소암의 횡격막 전이가 다발한다는 데 의견을 같이 하고 있다. 횡격막 전이가 이루어졌으면 복강 내 전이가 이미 발생했다고 판단할 수 있다. 난소암의 횡격막 전이는 파종성 전이 이외에 횡격막의 풍부한 림프절과도 관련이 있다. 복강 내 종양 세포가 먼저 횡격막 림프절을 폐색하면 복수가 발생한다.

그물막 전이

그물막은 모세혈관이 풍부하고 혈관의 새생 능력이 뛰어나서 선이가 자주 발생하고 재발의 근원이 되기도 한다. 그물막의 전이는 암의 종류, 복수의 양과 상관이 있으며, 그물막의 제거 범위도 생존율과 유관하다는 보고가 있다.

충수 전이

충수는 난소암의 전이 부위 중 하나로, 주로 말기에 나타나며 전이율은 13~71%이다. 충수의 급성 전이는 매우 드물지만 난소암의 복강 확산과 유관하다고 보고되어 있다. 충수는 점액암이 호발하므로 충수절제술을 시행해야 한다는 의견이 지배적이다. 그러나 최근 일부에서는 충수를 하나의 면역 기관으로 여겨 수술 제거 후 악성 종양 특히 결장암의 발생률이 증가할 수 있다고 주장하고 있다. 충수가 항암 작용을 하므로 정상 충수는 제거하지 않을 것을 권하는 경우도 있다.

난소암의 한방과 서양 의학 병용 치료

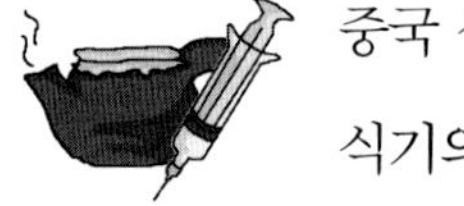 중국 상해 복단대학교의 산부인과에서는 여성 생식기의 악성 종양 중에서도 난소암의 발병률과 사망률이 유독 높다고 밝혔다. 전통적인 난소암의 치료는 수술, 화학 치료, 방사선 치료 및 이 세 가지를 결합한 치료인데, 최근에는 제니스테인, 율무, 커쿠민, 진세노이드와 같은 한약 유효 성분이 전이를 억제하고 암 세포의 자살을 유도하여 전통적인 항암 치료의 효과를 높인다고 속속 밝혀지고 있어 향후 한약의 활용 가능성이 점차 높아갈 것으로 보인다.

현재 난소암 치료는 한방 치료를 포함한 종합 치료가 위주가 되고 있다. 한방 치료는 날이 갈수록 중시되는 치료법으로 수술,

방사선 치료, 항암 화학요법으로 할 수 없는 문제를 해결해준다. 즉 수술 기회를 놓치거나 수술로 완전히 종양 절제를 못한 경우, 수술 후 전이나 재발이 일어난 경우, 방사선 치료나 항암 화학요법의 부작용이 심하여 더 이상 그 치료를 받을 수 없는 경우에 한방 치료로 증상을 감소시키는 것은 물론 생존 기간을 연장시키고 삶의 질을 높일 수 있다.

난소암 수술은 조기이건 말기이건 응당 고려해보아야 하는 주된 치료법이다. 그 이유는 난소암은 파종된 병소를 비교적 쉽게 벗겨내거나 절제할 수 있기 때문이다. 수술 후 혹은 수술을 하지 못하는 경우에는 방사선 치료나 항암 화학요법 그리고 한방 치료를 생각해야 한다.

난소암 수술 후에 더하는 한방 치료는 체력을 향상시키며, 조기 회복을 가능하게 하고, 수술 효과를 효과적으로 유지하여 전이나 재발을 막음으로써 5년 생존율을 높이는 열쇠가 된다. 수술 후 한방 치료의 방향은 면역 기능 증진 약물에 항암성 약물을 병용하는 것이 효과적이다.

항암 화학요법은 면역 기능을 떨어뜨리고 골수 기능을 억제하므로 온몸에 힘이 없어지게 하고 빈혈이 쉽게 오게 한다. 따라서 한방 치료로 면역 기능을 증강시키는 보조적 치료법을 더해야 한다. 이상과 같이 한방 치료는 서양 의학 치료에 따르는 부작용을 감소시켜주며 치료 효과를 높여준다.

대장암이 폐와 뼈로 전이된 환자

이○○ 씨

"천당과 지옥을 왔다 갔다 한 느낌입니다."

현재 저자가 있는 병원에서 항혈관 면역 치료를 받고 있는 대장암 폐전이 환자 이○○씨의 소감이다.

이○○ 씨는 현재 69세인 여자 환자로 2006년 3월 대구○○병원에서 횡행결장암을 진단받고 2006년 4월 11일 암을 제거하는 수술을 받았다. 이후 주사용 항암제를 1차 투여했으나 부작용이 심하여 주사용 대신 경구용항암제를 복용하던 중 2007년 6월 24일 PET상 양측의 폐전이가 발견되었고 2007년 7월 22일에는 WBBS상 척추 전이 소견이 의심된다는 진단을 받았으며 2007년 8월 24일 ○○암센터에서 CT상 폐 전이가 악화되었다는 판정을 받았다.

이후 환자는 항암 치료를 포기하고 2007년 9월 24일 본 병원을 찾았다. 항암 치료 외에 전이를 조절할 수 있는 방법이 있는지를 알아보기 위해서였다. 내원 당시 종양표지 인자인 CEA는 정상수치보다 높은 5.3이었다.

이때부터 이 씨는 항혈관 면역 치료를 통해 폐와 뼈로 전이된 암의 증식을 억제하겠다는 결심을 하고 한방 치료를 시작하였다. 종양표지 인자는 5부터 7 사이에서 약간씩만 왔다 갔다 하면서 조절되었고 2007년 11월 27일, 2008년 3월 28일, 2008년 7월 7일 CT와 엑스레이 촬영을 한 결과 암의 크기가 증대하지 않고 변화가 없는 상태를 유지하였다. 또 2008년 8월 6일과 2009년 2월 2일 PET CT를 촬영한 결과 폐와 골 전이가 큰 진행이 없다는 판정을 받았다. 2009년 3월 4일 마지막으로 측정한 CEA 수치도 처음과 별 변화가 없는 6.0이었다.

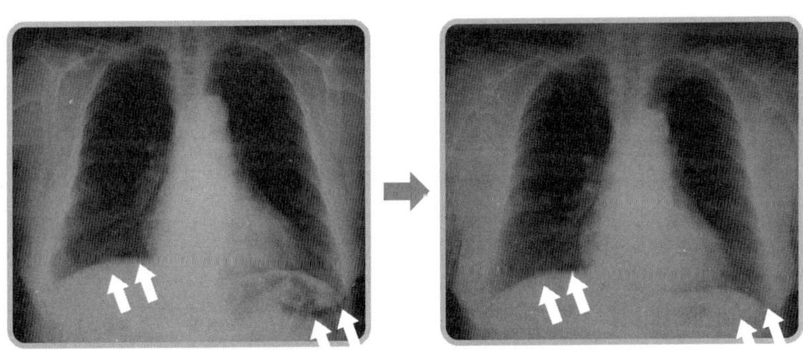

<table>
<tr><td>2007년 10월 12일
가슴 엑스레이 사진</td><td>2008년 7월 7일
가슴 엑스레이 사진</td></tr>
</table>

* 1년 가까이 양측 폐로 전이된 대장암이 더 이상 자라지 않고 그대로 있음

지금도 이 씨는 대구에서 매달 한 번씩 남편과 함께 대전에 와서 진료를 받고 있다. 2년 전 암이 전신으로 번졌다는 판정을 받고 지옥을 헤맸던 생각을 하면 아직도 아찔하다고 하는 이 환자는 이제 남편과 함께 국내외로 여행을 다니면서 제2의 인생을 만끽하고 있다.

이 씨는 전이 재발을 극복하는 가장 중요한 자세는 바로 자신감이라고 강조한다. 즉 암과의 싸움에서 이길 수 있다는 자신감을 가지고 적극적인 치료에 임한다면 반드시 암을 극복할 수 있다는 것이 암 치료에 대한 이 씨의 지론이다.

위림프종 환자

심○○ 씨

"아직도 뭐가 뭔지 얼떨떨해요."

심○○ 할머니가 말하는 현재 소감이다. 심○○ 할머니는 부산에 사시는 76세의 환자이다. 그녀는 2007년 7월 18일 부산 ○○대병원에서 위림프종 판정을 받고 수술과 항암 치료를 할까 고민하다가 고령과 체력 등을 이유로 서양 의학 치료를 포기하고 한방 치료를 선택했다. 이미 암 세포가 주변 림프절까지 번져 있었기 때문에 항암 치료를 안 받을 수 없는 상황이었으나 힘든 치료를 받기에는 나이가 너무도 부담이 되었다.

2007년 12월 11일 본 병원을 찾았을 때는 식사를 하면 가슴 부위가 아프면서 구토가 바로 나오고, 하루에 미음 반 공기 정도밖에 못 드시며, 대변도 1주일에 한 번 정도 보는 심한 변비가 있는 상태였다.

진료진은 우선적으로 환자의 증상을 개선하기 위해 한방 처방을 하

였다. 약 1주일 정도 입원 치료 후 환자의 구토, 식욕 부진, 변비 증상
이 호전되었다. 이후 환자는 고령의 몸을 이끌고 동서암센터에 방문하
여 항혈관 면역 치료를 받았다. 2008년 3월 8일 CT 촬영 결과 종양의
크기가 줄어들고 주변 임파절의 숫자가 감소했다는 판정을 받았고 이
후 2008년 5월 31일과 11월 24일 CT 촬영 결과에서도 암이 더 이상
자라지 않고 그대로 있다는 판정을 받았다.

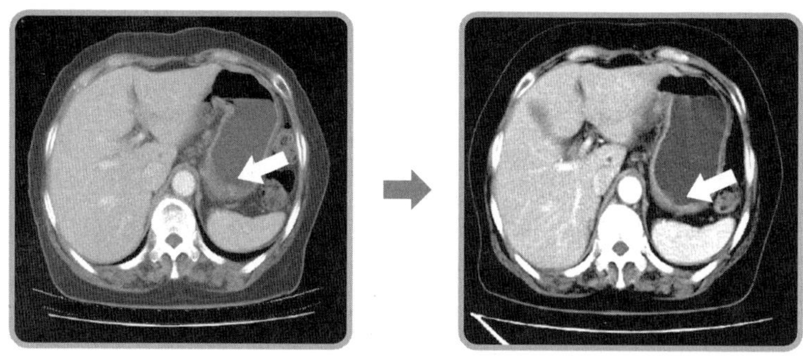

2007년 12월 19일 CT 촬영 결과　　　2008년 11월 24일 CT 촬영 결과

*** 위림프종으로 두껍게 된 위벽이 1년 만에 줄어들었음**

환자는 아직도 3개월에 한 번 정도 본 병원을 방문해서 치료를 받고
있는 중이며 주변 비슷한 연령대의 노인 분들 중에서 제일 정정하다는
평을 받곤 한다. 초반에 위장 쪽의 심각한 증상이 초래되었을 때 한방
치료를 통해 이를 개선한 것이 나름대로 병을 치료하는 데 중요한 전
환점이 되지 않았나 생각하시는 심○○ 할머니는 앞으로도 계속 즐거
운 마음으로 삶을 사시겠다는 계획을 가지고 계신다.

임파와 흉막 전이를 동반한 재발 폐암환자

안○○ 씨

"한방 치료는 힘들지 않고 효과도 좋은 것 같아요."

안○○ 씨는 현재 83세의 남자 환자이다. 2005년 10월 폐의 편평상 피암을 대전 소재 ○○대학교 병원에서 진단받고 방사선 치료만 8주를 받았다. 2007년 8월경부터 심한 기침, 숨참 등의 증상이 악화되어 2007년 11월 PET 촬영을 한 결과 우측 폐상엽에 폐암이 재발하였고 주변 임파절 전이와 흉수가 있다는 판정을 받았다. 이후 환자는 고령 등의 이유로 항암 치료를 거부하고 2007년 11월 22일 본 병원을 방문하였다.

내원 당시 환자는 숨참과 기침 등이 몹시 심한 상태여서 일상생활이 곤란한 정도였다. 이에 진료진은 증상 개선을 위해 항혈관 면역 치료를 시행하였다. 이후 2007년 12월 31일 CT 촬영 결과 이전과 비교하여 변화가 없다는 판정을 받았다. 2008년 2월 11일, 3월 10일, 4월 14일, 5월 13일, 6월 9일, 7월 14일, 9월 24일, 11월 26일, 2009년 1월 28일에도 CT 촬영을 한 결과 처음과 비교하여 전혀 변화가 없이 암이 더 이상 커지지 않고 있다는 판정을 받았다.

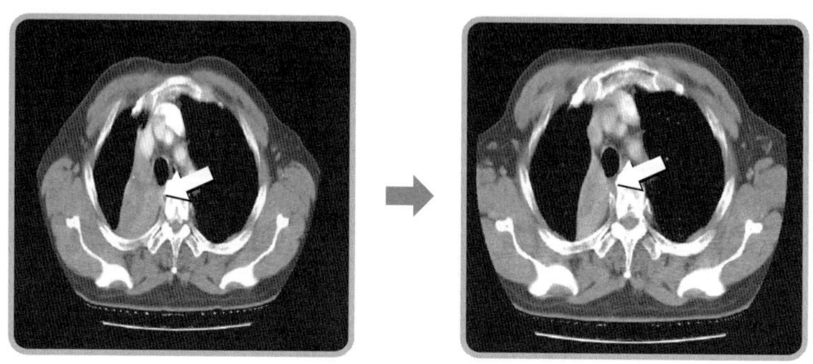

2007년 12월 31일 CT 촬영 결과   2009년 1월 28일 CT 촬영 결과

*** 우측 폐의 재발성 암종이 1년 이후 줄어들었음**

집이 대전에 있는 관계로 현재 환자는 따님과 함께 항상 매주 수요일마다 본 병원을 방문하여서 항혈관 면역 치료 처방을 받고 계신다. 아직도 심하게 기침을 쿨럭거릴 때를 생각하면 아찔하다고 하시는 안○○ 할아버지는 한방 치료가 별로 힘도 들지 않고 증상을 개선하는 효과가 뛰어나다고 말씀하신다. 암에 걸린 주변 분들에게도 한방 치료법을 소개하고 계시며 등산이 체력 유지에 많은 도움이 되신다고 적극 추천하신다.

306

가림출판사 · 가림M&B · 가림Let's에서 나온 책들

문 학

바늘구멍
켄 폴리트 지음 / 홍영의 옮김 / 신국판 / 342쪽 / 5,300원

레베카의 열쇠
켄 폴리트 지음 / 손연숙 옮김 / 신국판 / 492쪽 / 6,800원

암병선
니시무라 쥬코 지음 / 홍영의 옮김 / 신국판 / 300쪽 / 4,800원

첫키스한 얘기 말해도 될까
김정미 외 7명 지음 / 신국판 / 228쪽 / 4,000원

사미인곡 上 · 中 · 下 김충호 지음 / 신국판 / 각 권 5,000원

이내의 끝자리 박수완 스님 지음 / 국판변형 / 132쪽 / 3,000원

너는 왜 나에게 다가서야 했는지
김충호 지음 / 국판변형 / 124쪽 / 3,000원

세계의 명언 편집부 엮음 / 신국판 / 322쪽 / 5,000원

여자가 알아야 할 101가지 지혜
제인 아서 엮음 / 지창국 옮김 / 4×6판 / 132쪽 / 5,000원

현명한 사람이 읽는 지혜로운 이야기
이정민 엮음 / 신국판 / 236쪽 / 6,500원

성공적인 표정이 당신을 바꾼다
마츠오 도오루 지음 / 홍영의 옮김 / 신국판 / 240쪽 / 7,500원

태양의 법
오오카와 류우호오 지음 / 민병수 옮김 / 신국판 / 246쪽 / 8,500원

영원의 법
오오카와 류우호오 지음 / 민병수 옮김 / 신국판 / 240쪽 / 8,000원

석가의 본심
오오카와 류우호오 지음 / 민병수 옮김 / 신국판 / 246쪽 / 10,000원

옛 사람들의 재치와 웃음
강형중 · 김경익 편저 / 신국판 / 316쪽 / 8,000원

지혜의 쉼터
쇼펜하우어 지음 / 김충호 엮음 / 4×6판 양장본 / 160쪽 / 4,300원

헤세가 너에게
헤르만 헤세 지음 / 홍영의 엮음 / 4×6판 양장본 / 144쪽 / 4,500원

사랑보다 소중한 삶의 의미
크리슈나무르티 지음 / 최유영 엮음 / 신국판 / 180쪽 / 4,000원

장자-어찌하여 알 속에 털이 있다 하는가
홍영의 엮음 / 4×6판 / 180쪽 / 4,000원

논어-배우고 때로 익히면 즐겁지 아니한가
신도희 엮음 / 4×6판 / 180쪽 / 4,000원

맹자-가까이 있는데 어찌 먼 데서 구하려 하는가
홍영의 엮음 / 4×6판 / 180쪽 / 4,000원

아름다운 세상을 만드는 사랑의 메시지 365
DuMont monte Verlag 엮음 / 정성호 옮김
4×6판 변형 양장본 / 240쪽 / 8,000원

황금의 법
오오카와 류우호오 지음 / 민병수 옮김 / 신국판 / 320쪽 / 12,000원

왜 여자는 바람을 피우는가?
기젤라 룬테 지음 / 김현성 · 진정미 옮김 / 국판 / 200쪽 / 7,000원

세상에서 가장 아름다운 선물
김인자 지음 / 국판변형 / 292쪽 / 9,000원

수능에 꼭 나오는 한국 단편 33
윤종필 엮음 / 신국판 / 704쪽 / 11,000원

수능에 꼭 나오는 한국 현대 단편 소설
윤종필 엮음 및 해설 / 신국판 / 364쪽 / 11,000원

수능에 꼭 나오는 세계단편(영미권)
지창영 옮김 / 윤종필 엮음 및 해설 / 신국판 / 328쪽 / 10,000원

수능에 꼭 나오는 세계단편(유럽권)
지창영 옮김 / 윤종필 엮음 및 해설 / 신국판 / 360쪽 / 11,000원

대왕세종 1 · 2 · 3 박충훈 지음 / 신국판 / 각 권 9,800원

세상에서 가장 소중한 아버지의 선물

최은경 지음 / 신국판 / 144쪽 / 9,500원

건 강

아름다운 피부미용법
이순희(한독피부미용학원 원장) 지음 / 신국판 / 296쪽 / 6,000원

버섯건강요법 김병각 외 6명 지음 / 신국판 / 286쪽 / 8,000원

성인병과 암을 정복하는 유기게르마늄
이상현 편저 / 캬오 샤오이 감수 / 신국판 / 312쪽 / 9,000원

난치성 피부병 생약효소연구원 지음 / 신국판 / 232쪽 / 7,500원

新 방약합편 정도명 편역 / 신국판 / 416쪽 / 15,000원

자연치료의학 오홍근(신경정신과 의학박사 · 자연의학박사) 지음
신국판 / 472쪽 / 15,000원

약초의 활용과 가정한방 이인성 지음 / 신국판 / 384쪽 / 8,500원

역전의학
이시하라 유미 지음 / 유태종 감수 / 신국판 / 286쪽 / 8,500원

이순희식 순수피부미용법
이순희(한독피부미용학원 원장) 지음 / 신국판 / 304쪽 / 7,000원

21세기 당뇨병 예방과 치료법
이현철(연세대 의대 내과 교수) 지음 / 신국판 / 360쪽 / 9,500원

신재용의 민의학 동의보감
신재용(해성한의원 원장) 지음 / 신국판 / 476쪽 / 10,000원

치매 알면 치매 이긴다
배오성(백상한방병원 원장) 지음 / 신국판 / 312쪽 / 10,000원

21세기 건강혁명 밥상 위의 보약 생식
최경순 지음 / 신국판 / 348쪽 / 9,800원

기치유와 기공수련
윤한홍(기치유 연구회 회장) 지음 / 신국판 / 340쪽 / 12,000원

만병의 근원 스트레스 원인과 퇴치
김지혁(김지혁한의원 원장) 지음 / 신국판 / 324쪽 / 9,500원

김종성 박사의 뇌졸중 119 김종성 지음 / 신국판 / 356쪽 / 12,000원

탈모 예방과 모발 클리닉
장정훈 · 전재홍 지음 / 신국판 / 252쪽 / 8,000원

구태규의 100% 성공 다이어트
구태규 지음 / 4×6배판 변형 / 240쪽 / 9,900원

암 예방과 치료법 이춘기 지음 / 신국판 / 296쪽 / 11,000원

알기 쉬운 위장병 예방과 치료법
민영일 지음 / 신국판 / 328쪽 / 9,900원

이온 체내혁명
노보루 야마노이 지음 / 김병관 옮김 / 신국판 / 272쪽 / 9,500원

어혈과 사혈요법 정지천 지음 / 신국판 / 308쪽 / 12,000원

약손 경락마사시로 건강미인 만들기
고정환 지음 / 4×6배판 변형 / 284쪽 / 15,000원

정유정의 LOVE DIET
정유정 지음 / 4×6배판 변형 / 196쪽 / 10,500원

머리에서 발끝까지 예뻐지는 부분다이어트
신상만 · 김선민 지음 / 4×6배판 변형 / 196쪽 / 11,000원

알기 쉬운 심장병 119 박승정 지음 / 신국판 / 248쪽 / 9,000원

알기 쉬운 고혈압 119 이정균 지음 / 신국판 / 304쪽 / 10,000원

여성을 위한 부인과질환의 예방과 치료
차선희 지음 / 신국판 / 304쪽 / 10,000원

알기 쉬운 아토피 119
이승규 · 임승엽 · 김문호 · 안유일 지음 / 신국판 / 232쪽 / 9,500원

120세에 도전한다
이권행 지음 / 신국판 / 308쪽 / 11,000원

건강과 아름다움을 만드는 요가
정판식 지음 / 4×6배판 변형 / 224쪽 / 14,000원

우리 아이 건강하고 아름다운 롱다리 만들기
김성훈 지음 / 대국전판 / 236쪽 / 10,500원

알기 쉬운 허리디스크 예방과 치료

이종서 지음 / 대국전판 / 336쪽 / 12,000원

소아과전문의에게 듣는 알기 쉬운 소아과 119
신영규·이강우·최성항 지음 / 4×6배판 변형 / 280쪽 / 14,000원

피가 맑아야 건강하게 오래 살 수 있다
김영찬 지음 / 신국판 / 256쪽 / 10,000원

웰빙형 피부 미인을 만드는 나만의 셀프 피부건강
양해원 지음 / 대국전판 / 144쪽 / 10,000원

내 몸을 살리는 생활 속의 웰빙 항암 식품
이승남 지음 / 대국전판 / 248쪽 / 9,800원

마음한글, 느낌한글 박완식 지음 / 4×6배판 / 300쪽 / 15,000원

웰빙 동의보감식 발마사지 10분
최미희 지음 / 신재용 감수 / 4×6배판 변형 / 204쪽 / 13,000원

아름다운 몸, 건강한 몸을 위한 목욕 건강 30분
임하성 지음 / 대국전판 / 176쪽 / 9,500원

내가 만드는 한방생주스 60 김영섭 지음 / 국판 / 112쪽 / 7,000원

몸을 살리는 건강식품
백은희·조창호·최양진 지음 / 신국판 / 384쪽 / 11,000원

건강도 키우고 성적도 올리는 자녀 건강
김진돈 지음 / 신국판 / 304쪽 / 12,000원

알기 쉬운 간질환 119 이관식 지음 / 신국판 / 272쪽 / 11,000원

밥으로 병을 고친다 허봉수 지음 / 대국전판 / 352쪽 / 13,500원

알기 쉬운 신장병 119 김형규 지음 / 신국판 / 240쪽 / 10,000원

마음의 감기 치료법 우울증 119
이민수 지음 / 대국전판 / 232쪽 / 9,800원

관절염 119 송영욱 지음 / 대국전판 / 224쪽 / 9,800원

내 딸을 위한 미성년 클리닉
강병문·이향아·최정원 지음 / 국판 / 148쪽 / 8,000원

암을 다스리는 기적의 치유법 케이 세이헤이 감수 / 카와키 나리카즈
지음 / 민병수 옮김 / 신국판 / 256쪽 / 9,000원

스트레스 다스리기 대한불안장애학회 스트레스관리연구특별위원회
지음 / 신국판 / 304쪽 / 12,000원

천연 식초 건강법 건강식품연구회 엮음 / 신재용(해성한의원 원장) 감수
신국판 / 252쪽 / 9,000원

암에 대한 모든 것
서울아산병원 암센터 지음 / 신국판 / 360쪽 / 13,000원

알록달록 컬러 다이어트 이승남 지음 / 국판 / 248쪽 / 10,000원

당신도 부모가 될 수 있다 정병준 지음 / 신국판 / 268쪽 / 9,500원

키 10cm 더 크는 키네스 성장법 김양수·이종균·최형규·표재환·김문
희 지음 / 대국전판 / 312쪽 / 12,000원

당뇨병 백과
이현철·송영득·안철우 지음 / 4×6배판 변형 / 396쪽 / 16,000원

호흡기 클리닉 119 박성학 지음 / 신국판 / 256쪽 / 10,000원

키 쑥쑥 크는 롱다리 만들기
롱다리 성장클리닉 원장단 지음 / 4×6배판 변형 / 256쪽 / 11,000원

내 몸을 살리는 건강식품
백은희·조창호·최양진 지음 / 신국판 / 368쪽 / 11,000원

내 몸에 맞는 운동과 건강
하철수 지음 / 신국판 / 264쪽 / 11,000원

알기 쉬운 척추 질환 119
김수연 지음 / 신국판 변형 / 240쪽 / 11,000원

베스트 닥터 박승정 교수팀의 심장병 예방과 치료
박승정 외 5인 지음 / 신국판 / 264쪽 / 10,500원

암 전이 재발을 막아주는 한방 신치료 전략
조종관·유화승 지음 / 신국판 / 308쪽 / 12,000원

교 육

우리 교육의 창조적 백색혁명
원상기 지음 / 신국판 / 206쪽 / 6,000원

현대생활과 체육
조창남 외 5명 공저 / 신국판 / 340쪽 / 10,000원

퍼펙트 MBA IAE유학네트 지음 / 신국판 / 400쪽 / 12,000원

유학길라잡이 Ⅰ-미국편
IAE유학네트 지음 / 4×6배판 / 372쪽 / 13,900원

유학길라잡이 Ⅱ-4개국편
IAE유학네트 지음 / 4×6배판 / 348쪽 / 13,900원

조기유학길라잡이.com
IAE유학네트 지음 / 4×6배판 / 428쪽 / 15,000원

현대인의 건강생활
박상호 외 5명 공저 / 4×6배판 / 268쪽 / 15,000원

천재아이로 키우는 두뇌훈련
나카마츠 요시로 지음 / 민병수 옮김 / 국판 / 288쪽 / 9,500원

두뇌혁명
나카마츠 요시로 지음 / 민병수 옮김 / 4×6판 양장본 / 288쪽 / 12,000원

테마별 고사성어로 익히는 한자
김경익 지음 / 4×6배판 변형 / 248쪽 / 9,800원

生생 공부비법 이은승 지음 / 대국전판 / 272쪽 / 9,500원

자녀를 성공시키는 습관만들기
배은경 지음 / 대국전판 / 232쪽 / 9,500원

한자능력검정시험 1급
한자능력검정시험연구위원회 편저 / 4×6배판 / 568쪽 / 21,000원

한자능력검정시험 2급
한자능력검정시험연구위원회 편저 / 4×6배판 / 472쪽 / 18,000원

한자능력검정시험 3급(3급Ⅱ)
한자능력검정시험연구위원회 편저 / 4×6배판 / 440쪽 / 17,000원

한자능력검정시험 4급(4급Ⅱ)
한자능력검정시험연구위원회 편저 / 4×6배판 / 352쪽 / 15,000원

한자능력검정시험 5급
한자능력검정시험연구위원회 편저 / 4×6배판 / 264쪽 / 11,000원

한자능력검정시험 6급
한자능력검정시험연구위원회 편저 / 4×6배판 / 168쪽 / 8,500원

한자능력검정시험 7급
한자능력검정시험연구위원회 편저 / 4×6배판 / 152쪽 / 7,000원

한자능력검정시험 8급
한자능력검정시험연구위원회 편저 / 4×6배판 / 112쪽 / 6,000원

볼링의 이론과 실기 이택상 지음 / 신국판 / 192쪽 / 9,000원

고사성어로 끝내는 천자문
조준상 글·그림 / 4×6배판 / 216쪽 / 12,000원

내 아이 스타 만들기 김민성 지음 / 신국판 / 200쪽 / 9,000원

교육 1번지 강남 엄마들의 수험생 자녀 관리
황송주 지음 / 신국판 / 288쪽 / 9,500원

초등학생이 꼭 알아야 할 위대한 역사 상식
우진영·이양경 지음 / 4×6배판 변형 / 228쪽 / 9,500원

초등학생이 꼭 알아야 할 행복한 경제 상식
우진영·전선심 지음 / 4×6배판 변형 / 224쪽 / 9,500원

초등학생이 꼭 알아야할 재미있는 과학상식
우진영·정경희지음 / 4×6배판 변형 / 220쪽 / 9,500원

한자능력검정시험 3급·3급Ⅱ
한자능력검정시험연구위원회 편저 / 4×6판 / 380쪽 / 7,500원

교과서 속에 꼭꼭 숨어있는 이색박물관 체험 이신화 지음
대국전판 / 248쪽 / 12,000원

초등학생 독서 논술(저학년) 책마루 독서교육연구회 지음
4×6배판 변형 / 244쪽 / 14,000원

초등학생 독서 논술(고학년) 책마루 독서교육연구회 지음
4×6배판 변형 / 236쪽 / 14,000원

놀면서 배우는 경제 김술 지음 / 대국전판 / 196쪽 / 10,000원

건강생활과 레저스포츠 즐기기
강선희 외 11명 공저 / 4×6배판 / 324쪽 / 18,000원

아이의 미래를 바꿔주는 좋은 습관
배은경 지음 / 신국판 / 216쪽 / 9,500원

다중지능 아이의 미래를 바꾼다
이소영 외 6인 지음 / 신국판 / 232쪽 / 11,000원

**체육학 자연과학 및 사회과학 분야의 석·박사 학위 논문, 학술진흥재단
등재지, 등재후보지와 관련된 학회지 논문 작성법**
하철수·김봉경 지음 / 신국판 / 336쪽 / 15,000원

공부가 제일 쉬운 공부 달인 되기

이은승 지음 / 신국판 / 256쪽 / 10,000원

취미·실용

김진국과 같이 배우는 와인의 세계
김진국 지음 / 국배판 변형양장본(올 컬러판) / 208쪽 / 30,000원
배스낚시 테크닉 이종건 지음 / 4×6배판 / 440쪽 / 20,000원
나도 디지털 전문가 될 수 있다!!!
이승훈 지음 / 4×6배판 / 320쪽 / 19,200원
건강하고 아름다운 동양란 기르기
난마을 지음 / 4×6배판 변형 / 184쪽 / 12,000원
애완견114 황양원 엮음 / 4×6배판 변형 / 228쪽 / 13,000원

경제·경영

CEO가 될 수 있는 성공법칙 101가지
김승룡 편역 / 신국판 / 320쪽 / 9,500원
정보소프트 김승룡 지음 / 신국판 / 324쪽 / 6,000원
기획대사전 다카하시 겐코 지음 / 홍영의 옮김
신국판 / 552쪽 / 19,500원
맨손창업·맞춤창업 BEST 74
양혜숙 지음 / 신국판 / 416쪽 / 12,000원
무자본, 무점포 창업! FAX 한 대면 성공한다
다카시로 고시 지음 / 홍영의 옮김 / 신국판 / 226쪽 / 7,500원
성공하는 기업의 인간경영 중소기업 노무 연구회 편저 / 홍영의 옮김
신국판 / 368쪽 / 11,000원
21세기 IT가 세계를 지배한다
김광회 지음 / 신국판 / 380쪽 / 12,000원
경제기사로 부자아빠 만들기
김기태·신현태·박근수 공저 / 신국판 / 388쪽 / 12,000원
포스트 PC의 주역 정보가전과 무선인터넷
김광회 지음 / 신국판 / 356쪽 / 12,000원
성공하는 사람들의 마케팅 바이블
채수명 지음 / 신국판 / 328쪽 / 12,000원
느린 비즈니스로 돌아가라
사카모토 게이이치 지음 / 정성호 옮김 / 신국판 / 276쪽 / 9,000원
적은 돈으로 큰돈 벌 수 있는 부동산 재테크
이원재 지음 / 신국판 / 340쪽 / 12,000원
바이오혁명 이주영 지음 / 신국판 / 328쪽 / 12,000원
성공하는 사람들의 자기혁신 경영기술
채수명 지음 / 신국판 / 344쪽 / 12,000원
CFO 교텐 토요오·타하라 오키시 지음 / 민병수 옮김
신국판 / 312쪽 / 12,000원
네트워크시대 네트워크마케팅
임동학 지음 / 신국판 / 376쪽 / 12,000원
성공리더의 7가지 조건
다이앤 트레이시·윌리엄 모건 지음 / 지창영 옮김
신국판 / 360쪽 / 13,000원
김종결의 성공창업
김종결 지음 / 신국판 / 340쪽 / 12,000원
최적의 타이밍에 내 집 마련하는 기술
이원재 지음 / 신국판 / 248쪽 / 10,500원
컨설팅 세일즈 *Consulting sales*
임동학 지음 / 대국전판 / 336쪽 / 13,000원
연봉 10억 만들기
김농주 지음 / 국판 / 216쪽 / 10,000원
주5일제 근무에 따른 한국형 주말창업
최효진 지음 / 신국판 변형 양장본 / 216쪽 / 10,000원
돈 되는 땅 돈 안되는 땅
김영준 지음 / 신국판 / 320쪽 / 13,000원
돈 버는 회사로 만들 수 있는 109가지
다카하시 도시노리 지음 / 민병수 옮김 / 신국판 / 344쪽 / 13,000원
프로는 디테일에 강하다
김미현 지음 / 신국판 / 248쪽 / 9,000원
머니투데이 송복규 기자의 부동산으로 주머니돈 100배 만들기

송복규 지음 / 신국판 / 328쪽 / 13,000원
성공하는 슈퍼마켓&편의점 창업
나명환 지음 / 4×6배판 변형 / 500쪽 / 28,000원
대한민국 성공 재테크 부동산 펀드와 리츠로 승부하라
김영준 지음 / 신국판 / 256쪽 / 12,000원
마일리지 200% 활용하기
박성희 지음 / 국판 변형 / 200쪽 / 8,000원
1%의 가능성에 도전, 성공 신화를 이룬 여성 CEO
김미현 지음 / 신국판 / 248쪽 / 9,500원
3천만 원으로 부동산 재벌 되기
최수길·이숙·조연회 지음 / 신국판 / 290쪽 / 12,000원
10년을 앞설 수 있는 재테크 노동규 지음 / 신국판 / 260쪽 / 10,000원
세계 최강을 추구하는 도요타 방식
나카야마 키요타카 지음 / 민병수 옮김 / 신국판 / 296쪽 / 12,000원
최고의 설득을 이끌어내는 프레젠테이션
조두환 지음 / 신국판 / 296쪽 / 11,000원
최고의 만족을 이끌어내는 창의적 협상
조강희·조원희 지음 / 신국판 / 248쪽 / 10,000원
New 세일즈 기법 물건을 팔지 말고 가치를 팔아라
조기선 지음 / 신국판 / 264쪽 / 9,500원
작은 회사는 전략이 달라야 산다
황문진 지음 / 신국판 / 312쪽 / 11,000원
돈되는 슈퍼마켓&편의점 창업전략(입지 편)
나명환 지음 / 신국판 / 352쪽 / 13,000원
25·35 꼼꼼 여성 재테크 정원훈 지음 / 신국판 / 224쪽 / 11,000원
대한민국 2030 독특하게 창업하라
이상헌·이호 지음 / 신국판 / 288쪽 / 12,000원
왕초보 주택 경매로 돈 벌기
천관성 지음 / 신국판 / 268쪽 / 12,000원
New 마케팅 기법 (실천편) 물건을 팔지 말고 가치를 팔아라 2
조기선 지음 / 신국판 / 240쪽 / 10,000원
퇴출 두려워 마라 홀로서기에 도전하라
신정수 지음 / 신국판 / 256쪽 / 11,500원
슈퍼마켓&편의점 창업 바이블
나명환 지음 / 신국판 / 280쪽 / 12,000원
위기의 한국 기업 재창조하라
신정수 지음 / 신국판 / 304쪽 / 15,000원

주식

개미군단 대박맞이 주식투자
홍성걸(한양증권 투자분석팀 팀장) 지음 / 신국판 / 310쪽 / 9,500원
알고 하자! 돈 되는 주식투자
이길영 외 2명 공저 / 신국판 / 388쪽 / 12,500원
항상 당하기만 하는 개미들의 매도·매수타이밍 999% 적중 노하우
강경무 지음 / 신국판 / 336쪽 / 12,000원
부자 만들기 주식성공클리닉
이창회 지음 / 신국판 / 372쪽 / 11,500원
선물·옵션 이론과 실전매매
이창회 지음 / 신국판 / 372쪽 / 12,000원
너무나 쉬워 재미있는 주가차트
홍성무 지음 / 4×6배판 / 216쪽 / 15,000원
주식투자 직접 투자로 높은 수익을 올릴 수 있는 비결
김학균 지음 / 신국판 / 230쪽 / 11,000원

역학

역리종합 만세력 정도명 편저 / 신국판 / 532쪽 / 10,500원
작명대전 정보국 지음 / 신국판 / 460쪽 / 12,000원
하락이수 해설 이천교 편저 / 신국판 / 620쪽 / 27,000원
현대인의 창조적 관상과 수상 백운산 지음 / 신국판 / 344쪽 / 9,000원
대운용신영부적 정재원 지음 / 신국판 양장본 / 750쪽 / 39,000원
사주비결활용법 이세진 지음 / 신국판 / 392쪽 / 12,000원
컴퓨터세대를 위한 新 성명학대전 박용찬 지음 / 신국판 / 388쪽 / 11,000원

길흉화복 꿈풀이 비법 백운산 지음 / 신국판 / 410쪽 / 12,000원
새천년 작명컨설팅 정재원 지음 / 신국판 / 492쪽 / 13,900원
백운산의 신세대 궁합 백운산 지음 / 신국판 / 304쪽 / 9,500원
동자삼 작명학 남시모 지음 / 신국판 / 496쪽 / 15,000원
구성학의 기초 문길여 지음 / 신국판 / 412쪽 / 12,000원
소울음소리 이건우 지음 / 신국판 / 314쪽 / 10,000원

법률 일반

여성을 위한 성범죄 법률상식
조명원(변호사) 지음/ 신국판 / 248쪽 / 8,000원
아파트 난방비 75% 절감방법
고영근 지음 / 신국판 / 238쪽 / 8,000원
일반인이 꼭 알아야 할 절세전략 173선
최성호(공인회계사) 지음 / 신국판 / 392쪽 / 12,000원
변호사와 함께하는 부동산 경매
최환주(변호사) 지음 / 신국판 / 404쪽 / 13,000원
혼자서 쉽고 빠르게 할 수 있는 소액재판
김재용 · 김종철 공저 / 신국판 / 312쪽 / 9,500원
"술 한 잔 사겠다"는 말에서 찾아보는 채권 · 채무
변환철(변호사) 지음 / 신국판 / 408쪽 / 13,000원
알기쉬운 부동산 세무 길라잡이
이건우(세무서 재산계장) 지음 / 신국판 / 400쪽 / 13,000원
알기쉬운 어음, 수표 길라잡이
변환철(변호사) 지음 / 신국판 / 328쪽 / 11,000원
제조물책임법
강동근(변호사) · 윤종성(검사) 공저 / 신국판 / 368쪽 / 13,000원
알기 쉬운 주5일근무에 따른 임금 · 연봉제 실무
문강분(공인노무사) 지음 / 4×6배판 변형 / 544쪽 / 35,000원
변호사 없이 당당히 이길 수 있는 형사소송
김대환 지음 / 신국판 / 304쪽 / 13,000원
변호사 없이 당당히 이길 수 있는 민사소송
김대환 지음 / 신국판 / 412쪽 / 14,500원
혼자서 해결할 수 있는 교통사고 Q&A
조명원(변호사) 지음 / 신국판 / 336쪽 / 12,000원
알기 쉬운 개인회생 · 파산 신청법
최재구(법무사) 지음 / 신국판 / 352쪽 / 13,000원

생활법률

부동산 생활법률의 기본지식
대한법률연구회 지음 / 김원중(변호사) 감수 / 신국판 / 472쪽 / 13,000원
고소장 · 내용증명 생활법률의 기본지식
하태웅(변호사) 지음 / 신국판 / 440쪽 / 12,000원
노동 관련 생활법률의 기본지식
남동희(공인노무사) 지음 / 신국판 / 528쪽 / 14,000원
외국인 근로자 생활법률의 기본지식
남동희(공인노무사) 지음 / 신국판 / 400쪽 / 12,000원
계약작성 생활법률의 기본지식
이상도(변호사) 지음 / 신국판 / 560쪽 / 14,500원
지적재산 생활법률의 기본지식
이상도(변호사) · 조의제(변리사) 공저 / 신국판 / 496쪽 / 14,000원
부당노동행위와 부당해고 생활법률의 기본지식
박영수(공인노무사) 지음 / 신국판 / 432쪽 / 14,000원
주택 · 상가임대차 생활법률의 기본지식
김운용(변호사) 지음 / 신국판 / 480쪽 / 14,000원
하도급거래 생활법률의 기본지식
김진흥(변호사) 지음 / 신국판 / 440쪽 / 14,000원
이혼소송과 재산분할 생활법률의 기본지식
박동섭(변호사) 지음 / 신국판 / 460쪽 / 14,000원
부동산등기 생활법률의 기본지식
정상태(법무사) 지음 / 신국판 / 456쪽 / 14,000원
기업경영 생활법률의 기본지식

안동섭(단국대 교수) 지음 / 신국판 / 466쪽 / 14,000원
교통사고 생활법률의 기본지식
박정무(변호사) · 전병찬 공저 / 신국판 / 480쪽 / 14,000원
소송서식 생활법률의 기본지식
김대환 지음 / 신국판 / 480쪽 / 14,000원
호적 · 가사소송 생활법률의 기본지식
정주수(법무사) 지음 / 신국판 / 516쪽 / 14,000원
新상속과 세금 생활법률의 기본지식
박동섭(변호사) 지음 / 신국판 / 492쪽 / 14,500원
담보 · 보증 생활법률의 기본지식
류창호(법학박사) 지음 / 신국판 / 436쪽 / 14,000원
소비자보호 생활법률의 기본지식
김성천(법학박사) 지음 / 신국판 / 504쪽 / 15,000원
판결 · 공정증서 생활법률의 기본지식
정상태(법무사) 지음 / 신국판 / 312쪽 / 13,000원
산업재해보상보험 생활법률의 기본지식
정유석(공인노무사) 지음 / 신국판 / 384쪽 / 14,000원

처 세

성공적인 삶을 추구하는 여성들에게 우먼파워
조안 커너 · 모이라 레이너 공저 / 지창영 옮김
신국판 / 352쪽 / 8,800원
聽 이익이 되는 말 話 손해가 되는 말
우메시마 미요 지음 / 정성호 옮김 / 신국판 / 304쪽 / 9,000원
부자들의 생활습관 가난한 사람들의 생활습관
다케우치 야스오 지음 / 홍영의 옮김 / 신국판 / 320쪽 / 9,800원
코끼리 귀를 당긴 원숭이-히딩크식 창의력을 배우자
강충인 지음 / 신국판 / 208쪽 / 8,500원
성공하려면 유머와 위트로 무장하라
민영욱 지음 / 신국판 / 292쪽 / 9,500원
등소평의 오뚝이전략 조창남 편저 / 신국판 / 304쪽 / 9,500원
노무현 화술과 화법을 통한 이미지 변화
이현정 지음 / 신국판 / 320쪽 / 10,000원
성공하는 사람들의 토론의 법칙
민영욱 지음 / 신국판 / 280쪽 / 9,500원
사람은 칭찬을 먹고산다 민영욱 지음 / 신국판 / 268쪽 / 9,500원
사과의 기술 김농주 지음 / 신국판 변형 양장본 / 200쪽 / 10,000원
취업 경쟁력을 높여라 김농주 지음 / 신국판 / 280쪽 / 12,000원
유비쿼터스시대의 블루오션 전략
최양진 지음 / 신국판 / 248쪽 / 10,000원
나만의 블루오션 전략-화술편
민영욱 지음 / 신국판 / 254쪽 / 10,000원
희망의 씨앗을 뿌리는 20대를 위하여
우광균 지음 / 신국판 / 172쪽 / 8,000원
끌리는 사람이 되기위한 이미지 컨설팅
홍순아 지음 / 대국전판 / 194쪽 / 10,000원
글로벌 리더의 소통을 위한 스피치
민영욱 지음 / 신국판 / 328쪽 / 10,000원
오바마처럼 꿈에 미쳐라 정영순 지음 / 신국판 / 208쪽 / 9,500원
여자 30대, 내 생애 최고의 인생을 만들어라
정영순 지음 / 신국판 / 256쪽 / 11,500원
인맥의 달인을 넘어 인맥의 神이 되라
서필환 · 봉은희 지음 / 신국판 / 304쪽 / 12,000원
아임 파인(I'm Fine!)
오오카와 류우호오 지음 / 4×6판 / 152쪽 / 8,000원
미셸 오바마처럼 사랑하고 성공하라
정영순 지음 / 신국판 / 224쪽 / 10,000원

암 전이 재발을 막아주는
한방 신치료 전략

2009년 4월 20일 제1판 1쇄 발행

지은이/조종관 · 유화승
펴낸이/강선희
펴낸곳/가림출판사

등록/1992. 10. 6. 제4-191호
주소/서울시 광진구 구의동 57-71 부원빌딩 4층
대표전화/458-6451   팩스/458-6450
홈페이지/www.galim.co.kr
전자우편/galim@galim.co.kr

값 12,000원

ⓒ 조종관 · 유화승, 2009

저자와의 협의하에 인지를 생략합니다.

불법복사는 지적재산을 훔치는 범죄행위입니다.
저작권법 제97조의 5(권리의 침해죄)에 따라 위반자는 5년 이하의 징역
또는 5천만 원 이하의 벌금에 처하거나 이를 병과할 수 있습니다.

ISBN 978-89-7895-315-3 13510